一生自分の力で、歩いて、食べて、トイレに行ける！

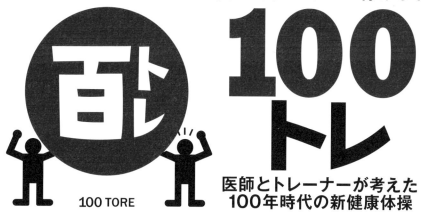

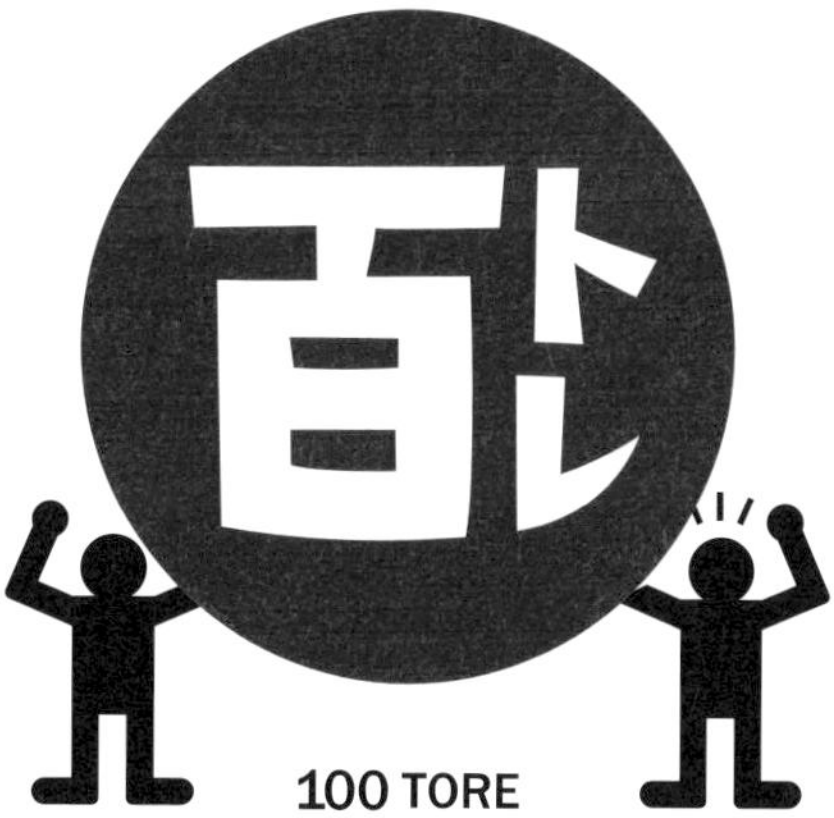

100 TORE

100トレ

医師とトレーナーが考えた100年時代の新健康体操

米国スポーツ医学会認定運動生理学士
フィジカルトレーナー
中野ジェームズ修一

九州大学病院
循環器内科医
井手友美

一般財団法人日本コアコンディショニング協会
スーパーバイザー　トレーナー
岡橋優子

徳間書店

はじめに

寝たきりにならず、一生健康に生きる

もしも寝たきりになる道と、いつまでも健康で自分らしく生きる道との分かれ道が目の前にあったなら、あなたはどちらの道を選びますか――。

ご存じのとおり、日本は約４人に１人が65歳以上という超高齢社会です。１００歳以上の方も７万人を超え、「人生１００年時代」が絵空事ではない世の中になりました。

人の死はもれなく誰もが経験するもので、避けることはできません。しかし、その日をどう迎えるのか。長い期間を寝たきりで過ごすのか、最期まで元気に過ごせるかどうかには、個人差があります。

自由に動けなくなってからの治療や介護は、本人の苦痛はもちろん、家族や周囲にとっての負担も大変になります。

ですから、多くの方は、「寝たきりで家族や友人に迷惑をかけたくない」「自立した生活を謳歌したい」「ピンピンコロリで最期を迎えたい」と言われます。

男女平均で約10年以上が要介護か寝たきりに

しかしながら、現実はそう甘いものではありません。

２０１９年の日本の平均寿命は、男性81歳、女性87歳を超えていますが、いわゆる自立して生活ができる状態を示す「健康寿命」は、男性が約72歳、女性が約74歳です。

つまり、男性は平均で約9年間、女性は平均で約13年間は何らかの介護が必要、あるいは寝たきりの状態になることを示しています。

２０１８年３月末の要介護要支援認定者は、６５８万人。日本の全人口の約５％です。

内閣府「要介護度別認定者数の推移」によると、２０００年以降の17年間で、要介護、要支援者数は約３倍になっており、今後も増え続けることは容易に想像がつきます。

平均寿命 − 健康寿命 ＝ 不健康年数

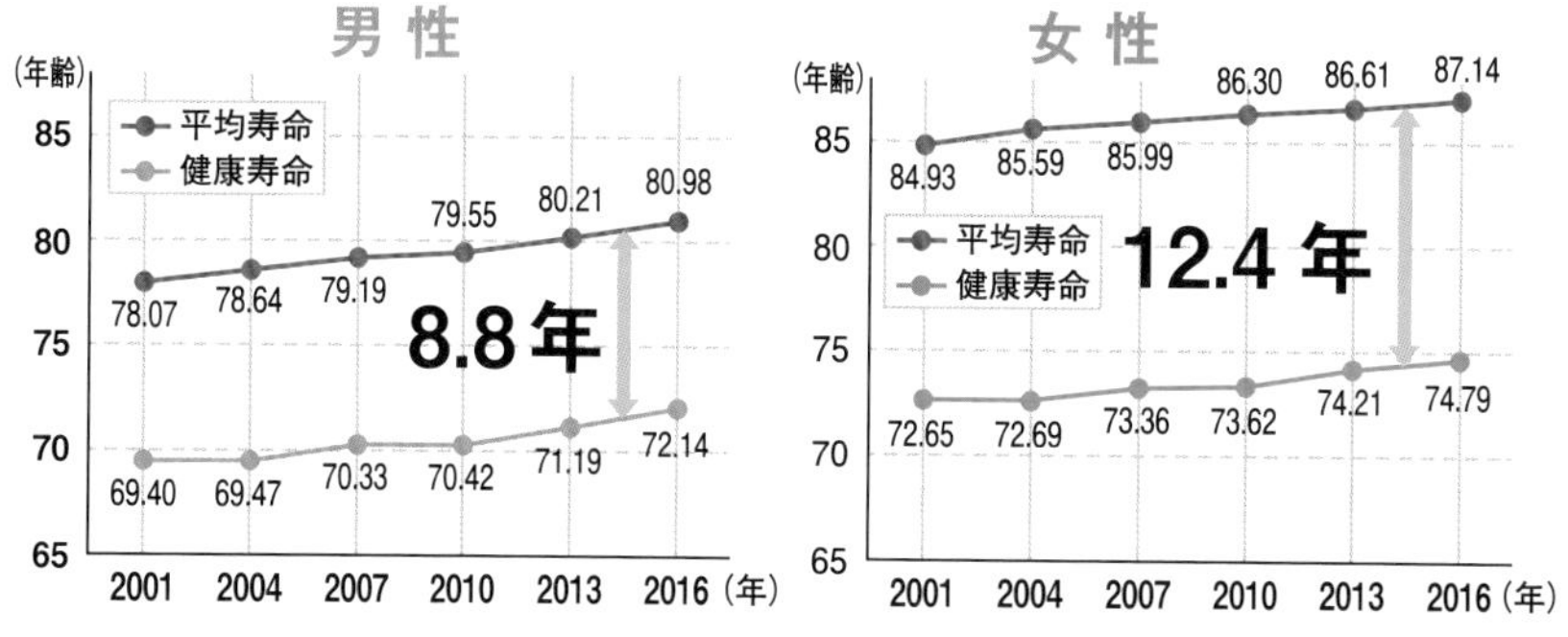

資料：平均寿命、2001、2004、2007、2013、2016 年は、厚生労働省「簡易生命表」、2010 年は「完全生命表」
健康寿命、2001、2004、2007、2010 年は、厚生労働科学研究費補助金「健康寿命における将来予測と生活習慣病対策の費用対効果に関する研究」、2013、2016 年は「第 11 回健康日本 21（第二次）推進専門委員会資料」
出典：平成 30 年版高齢社会白書
（上記を参考にわかりやすく作図）

何もしなかった場合の20歳からの筋肉量の変化率

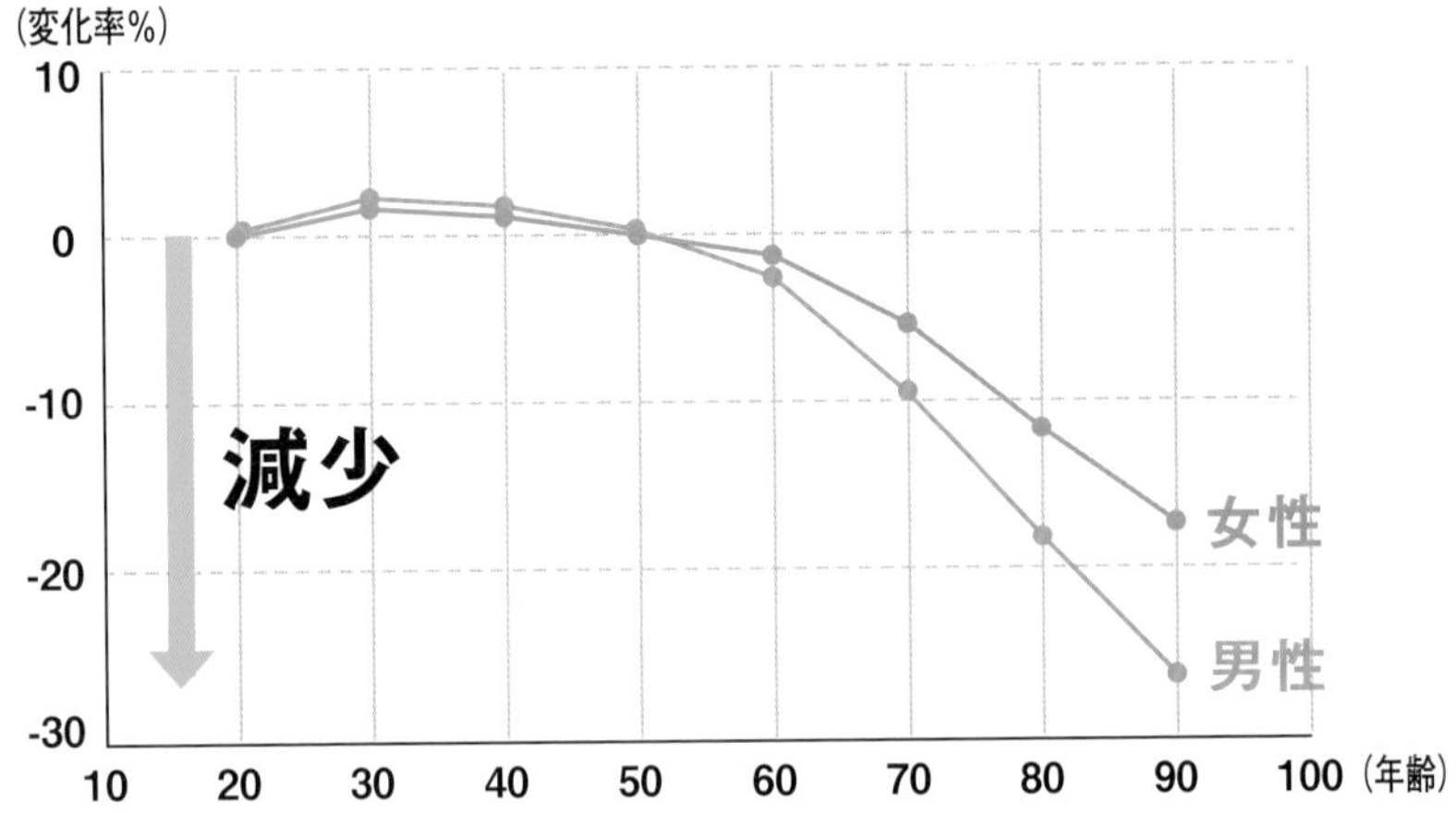

出典：谷本芳美、渡辺美鈴、河野令、広田千賀、高嶋恭輔、河野公一
日本人筋肉量の加齢による特徴　日本老年医学 2010：（47）52-57
（上記を参考にわかりやすく作図）

なぜ要介護や寝たきりになってしまうのか？

そもそも、なぜ要介護や寝たきりになってしまうのでしょうか？

皮肉なことに、いちばんの原因は長生きするようになったこと＝加齢です。その加齢を加速させるのが、運動量の低下です。現代では、移動は車や電車、エスカレーター、エレベーターに。掃除、洗濯、食器洗いも自動化され、買い物もワンクリックで自宅に商品が届く時代です。

便利さの一方で、運動不足は筋肉量の減少を招きます。

人間の筋肉量は、運動をしていないと20歳前後をピークに、40歳を過ぎると年間約1％ずつ減少し、70歳を超えるとさらに加速します。

健康寿命を延ばすための3つのキーワード

それでは、現代社会に生きる私たちは、指をくわえて、衰えていく自分を待つだけなのでしょうか――。実は、寝たきりにならず、健康寿命を延ばすためには、次の３つのキーワードがあります。

自分の脚で「歩く」
美味しく「食べる」
快適に「出す」

いまは当たり前にできているこれらのことは、誰しもができなくなる可能性があります。介護の現場でも、**「移動」「食事」「排泄」**をどの程度自分でできるのかということが、介護の基準となります。

ですから、この３つの要素は、人が生きていくのに必要最低限かつ重要な力です。

現在、不自由なく生活していても、「長く歩くとキツい」「食べるときにむせる」「尿もれが心配」という方は、これら３つの力が落ちているサインです。

この３つの力は、何もしないと加齢とともに衰えますが、意識してトレーニングすると維持することが可能です。つまり、この３つの力を鍛えることは、自分らしく生き生きとした人生を送ることに直結するといえるのです。

エキスパートが知恵と経験を持ち寄り開発

多くの方に、この３つの力を正しく理解し、養い、維持し、健康寿命を延ばしてもらいたい。そのような想いで、現場で結果を出してきた各分野の専門家３人が、知恵と経験を持ち寄り、人生１００年時代の健康習慣「１００トレ」を開発しました。

歩く力を養う **「脚トレ」** 担当＝フィジカルトレーナー　**中野ジェームズ修一**
食べる力を養う **「口トレ」** 担当＝循環器内科医師　**井手友美**
出す力を養う **「骨盤トレ」** 担当＝トレーナー　**岡橋優子**

さらに、それら３つのトレーニングのポイントを、１つに集約した新健康体操として、「１００トレ体操」が誕生しました。

１００トレを活用し、活力あふれる豊かな人生を

人生１００年時代を、自立して生活していくためには、自分の体と健康に向き合い、現

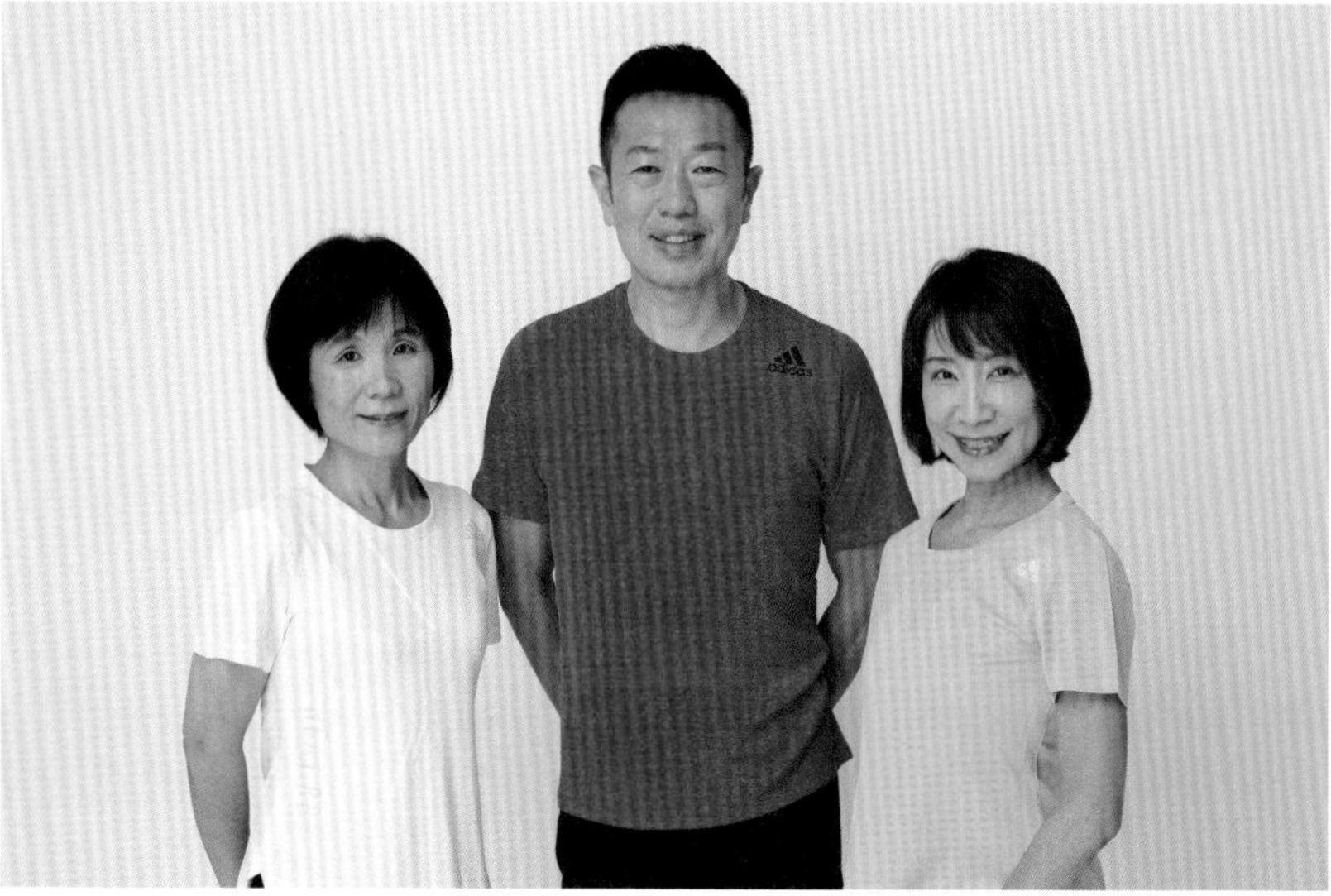

左から井手友美、中野ジェームズ修一、岡橋優子

状を理解し、正しい対策を行うことが必要です。

１００トレは、移動、食事、排泄の不安を解消されたい方、また、そのご家族やお仲間。さらに、健康なうちから、予防として行いたい方に向けてつくりました。

１００トレ体操入門編、目標編ともに、画面の中の私たちと一緒にできる内容のＤＶＤ動画をご用意しました。

また、目的別の「脚トレ」「口トレ」「骨盤トレ」の各エクササイズには、二次元コード動画を付けました。

本書で紹介しているものは、シンプルですが、とても効果の出る健康体操です。体を動かすことを習慣化すると、血行もよくなって自律神経も整い、体も心も晴れやかになります。

ぜひ１００トレを活用して、人生１００年を健康に生きてください！

目次

第1章 健康寿命を延ばす 100トレ体操

第2章

自分の力で歩くための脚トレ

第3章 自分の力で食べるための口トレ

第4章

自分の力でトイレに行くための骨盤トレ

トレーニングパートのトリセツ

循環器内科医と
日本のトップトレーナー２人により開発

本書で紹介されているエクササイズは、九州大学病院循環器内科医の井手友美氏、日本のトップフィジカルトレーナーである中野ジェームズ修一氏、岡橋優子氏の３人により、考案、構成されました。各エクササイズの回数は目安です。難しいと感じる方は１日１回１秒からでも構いません。また、連続して行うことで、トレーニング効果は高まりますが、無理せず休憩を入れていただいても構いません。とくに心臓病や骨・関節、そのほかさまざまな疾患のある方は、何らかの慢性疾患や理由により、トレーニングが難しいこともあります。わからないときは、かかりつけの医師の判断を仰いでください。できるところからで結構です。笑顔で元気なご自身の姿をイメージしながら取り組まれてみてください！

DVD収録

100トレ体操→DVDの動画で
脚トレ、口トレ、骨盤トレ→QRコード動画でチェック

本書には、本文の写真と説明文に連動する形で、合計約５０分の動画付いています。１００トレ体操はDVDで、脚トレ、口トレ、骨盤トレは、各エクササイズ毎にページの端にQRコードが付いていますので、スマートフォンやタブレットで読み取って、動きを確認してみてください。

動画で
CHECK!

※QRコードでの動画視聴サービスに関する注意点
・動画閲覧にかかわる通信費につきましては、お客様のご負担となります。
・スマートフォンデータ定額プランの加入など、お客様の通信費に関する契約内容をご確認のうえ、ご利用することを推奨します。
・スマートフォンやタブレットの機種やOSによっては、閲覧できない場合がありますのでご了承ください。
・このサービスは、予告なく終了する場合があります。

ページを開いたまま床や机に置ける

本書はPURノリ（反応性ポリウレタン系ホットメルト接着剤）を使った特殊な製本により、本のページが開くつくりになっています。一般的な製本よりもノド元まで開き、しかも丈夫で長持ちします。筋トレやストレッチを行う際には、本のノド元をグッと押していただければ、ページが開いたままの状態で床や机の上に置けます。

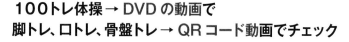

第1章

健康寿命を延ばす 100トレ体操

１００年の道のりも、１日１回の体操から

１００トレとは、人生１００年時代に健康寿命を延ばすことを目的に開発された健康プログラムです。

一生、自分の力で歩くための「脚トレ」、食べるための「口トレ」、トイレに行く＝排泄するための「骨盤トレ」という、３つの力を鍛える、正しい知識と実践方法を提案しています。

さらに、それらの３つを１つに集約した健康体操が「１００トレ体操」です。

１００トレ体操は、負荷が低い入門編と、負荷が高い目標編に分かれていますが、どちらも脚、口、骨盤まわりの筋肉を同時に鍛えることができます。

本書の効果的な使い方をご提案します。

① まずは本書を精読し、正しい知識、理論を頭に入れる
② ３つの要素をすべて含んだ１００トレ体操入門編を試してみる
③ 負荷がキツいようならば回数を少なくし、余裕があれば増やす
④ 慣れてきたら、朝、昼、晩と習慣化してみる
⑤ 入門編が楽になったら、１００トレ体操目標編にチャレンジする

100トレ ➡ 100年時代の健康プログラム

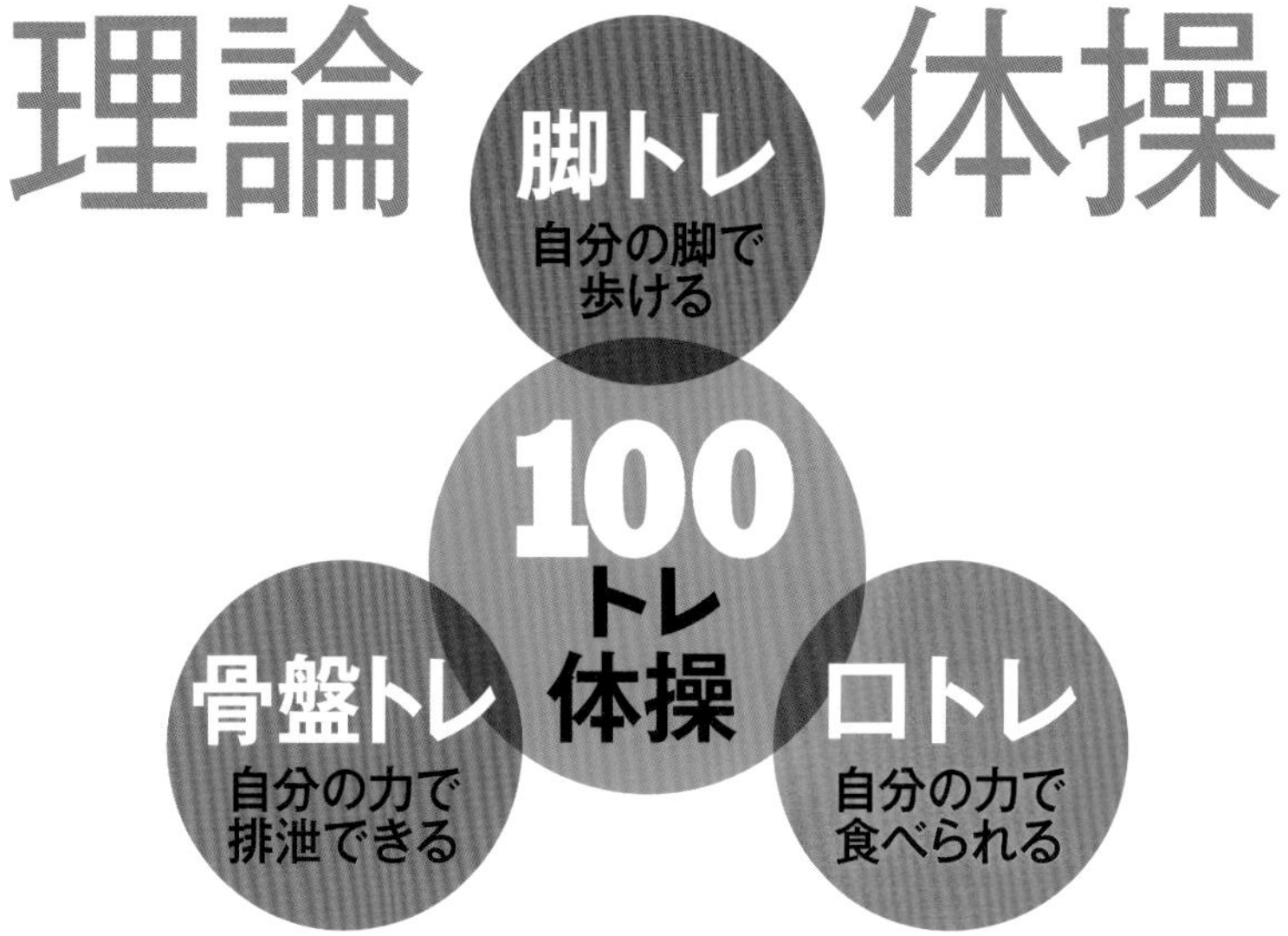
理論
体操
脚トレ
自分の脚で歩ける
100トレ体操
骨盤トレ
自分の力で排泄できる
口トレ
自分の力で食べられる

⑥ ③~④を繰り返し、自分オリジナルの体操メニューをつくる

目的別に「脚トレ」「口トレ」「骨盤トレ」の各エクササイズにも取り組んでみてください。

各エクササイズでの回数は、目安です。体力や運動歴、筋トレ歴には個人差があります。最初は各種目1回でもOKです。

慣れてきたら徐々に回数を増やしていき、ここで紹介している回数がこなせることを目標にしてください。

最終的にはどれだけ長く継続させるかです。10年、20年と続けることができていれば、そのころは要介護とは無縁の体になっているはずです。

100トレ体操 入門編

お尻を
キュッ
横ゆらゆら
前後
ゆらゆら
お尻を
キュッパッ
空気ブクブク
右左上下
パーグー
フーフーフー
四八呼吸

ゴール

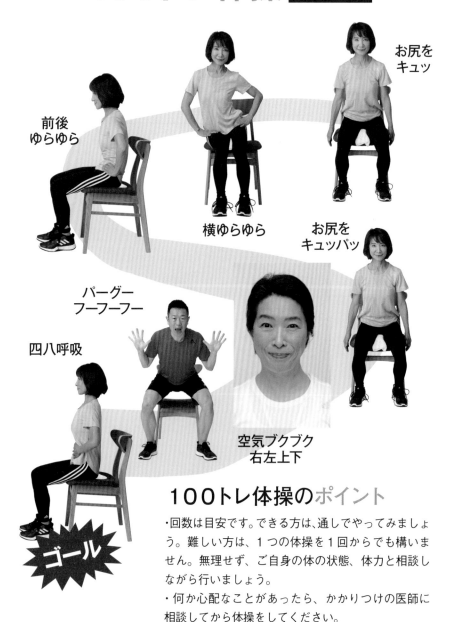

100トレ体操のポイント

・回数は目安です。できる方は、通しでやってみましょう。難しい方は、1つの体操を1回からでも構いません。無理せず、ご自身の体の状態、体力と相談しながら行いましょう。

・何か心配なことがあったら、かかりつけの医師に相談してから体操をしてください。

・慣れてきたら、朝、昼、晩と取り組んでみてください。

100トレ体操 目標編

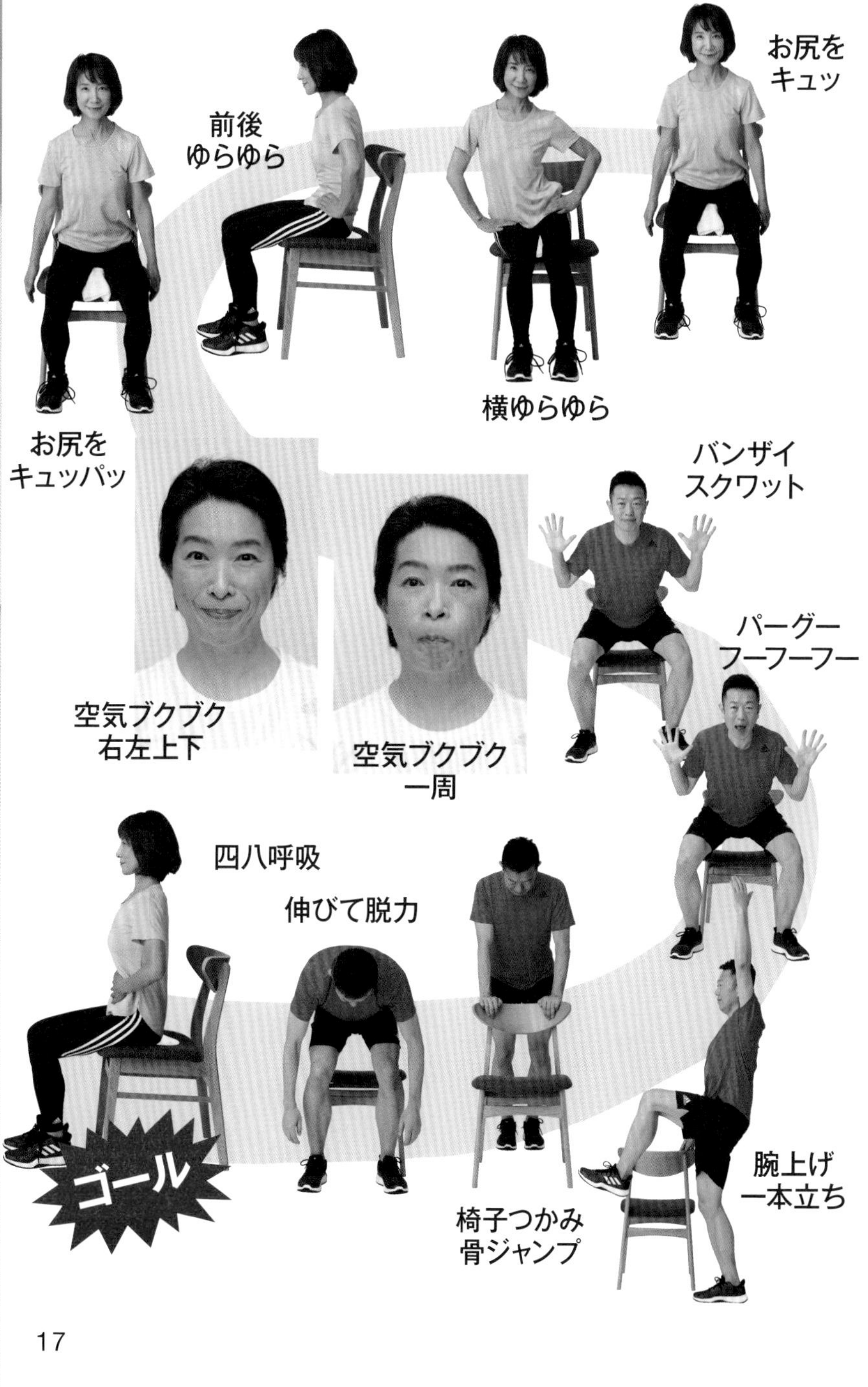
お尻を
キュッパッ
前後
ゆらゆら
横ゆらゆら
お尻を
キュッ
空気ブクブク
右左上下
空気ブクブク
一周
バンザイ
スクワット
パーグー
フーフーフー
腕上げ
一本立ち
椅子つかみ
骨ジャンプ
伸びて脱力
四八呼吸
ゴール

① お尻をキュッ

1

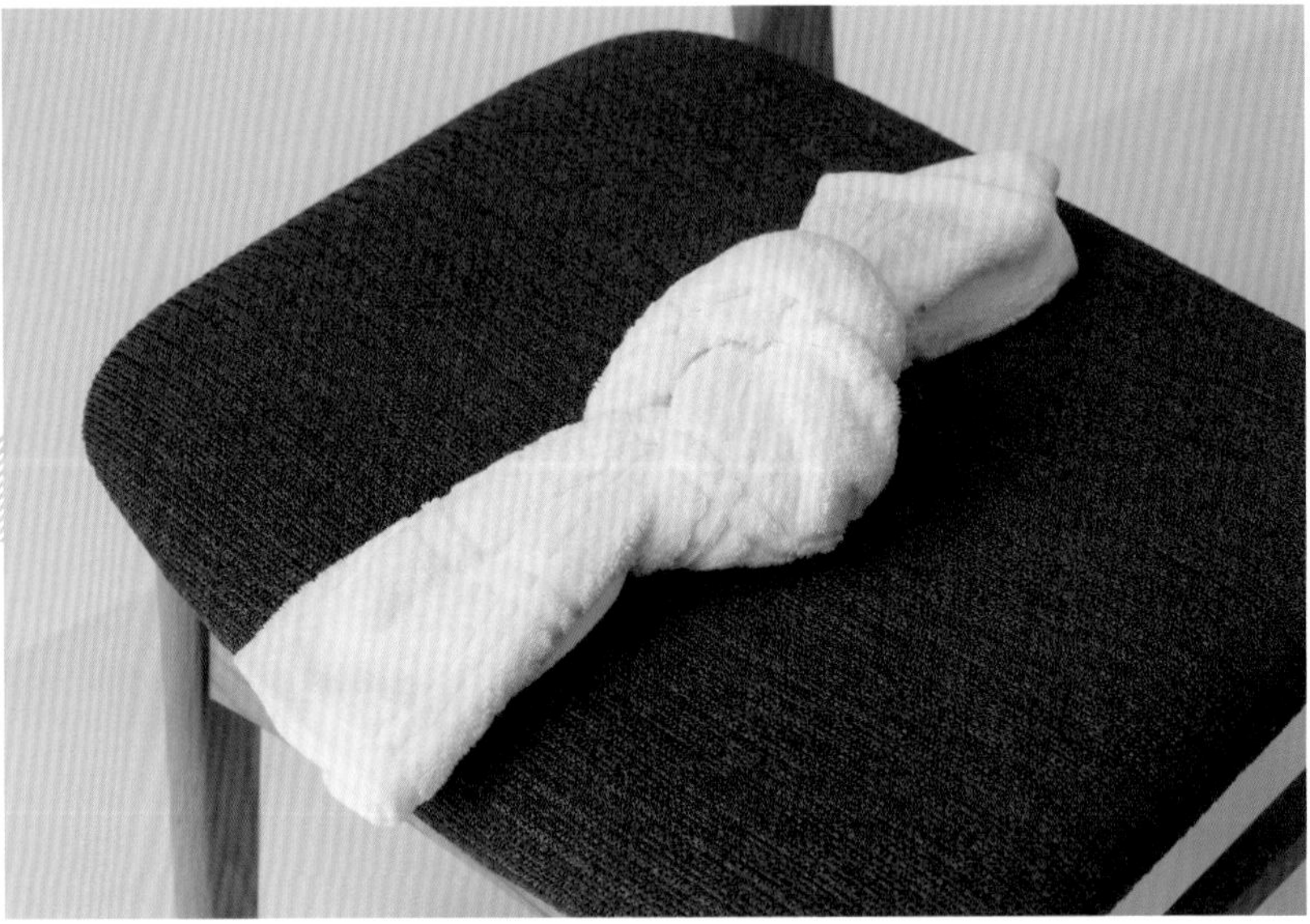

タオルを用意する。そのタオルの一カ所を結び、お団子をつくる。結んだタオルを、椅子の上に縦に置く。そのお団子が体の真下にくるように、まっすぐに背骨を立てて座る。

DVD収録

尿もれ・ガスもれ予防

入門編
1秒

目標編
10秒

2

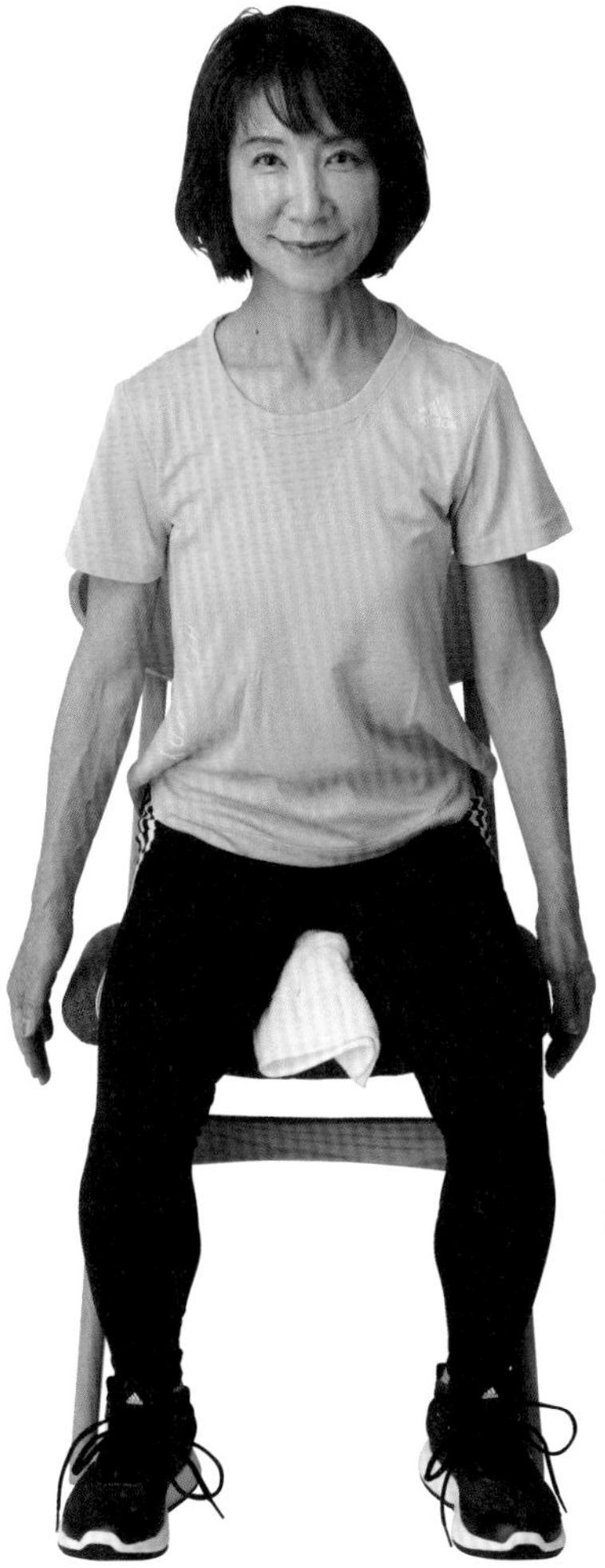

お団子の上に骨盤底筋（肛門の部分）がくるようにして座り、お団子が当たっている部分をキュッと締め続ける。

ポイント

呼吸を止めないように行う。

② 横ゆらゆら

1

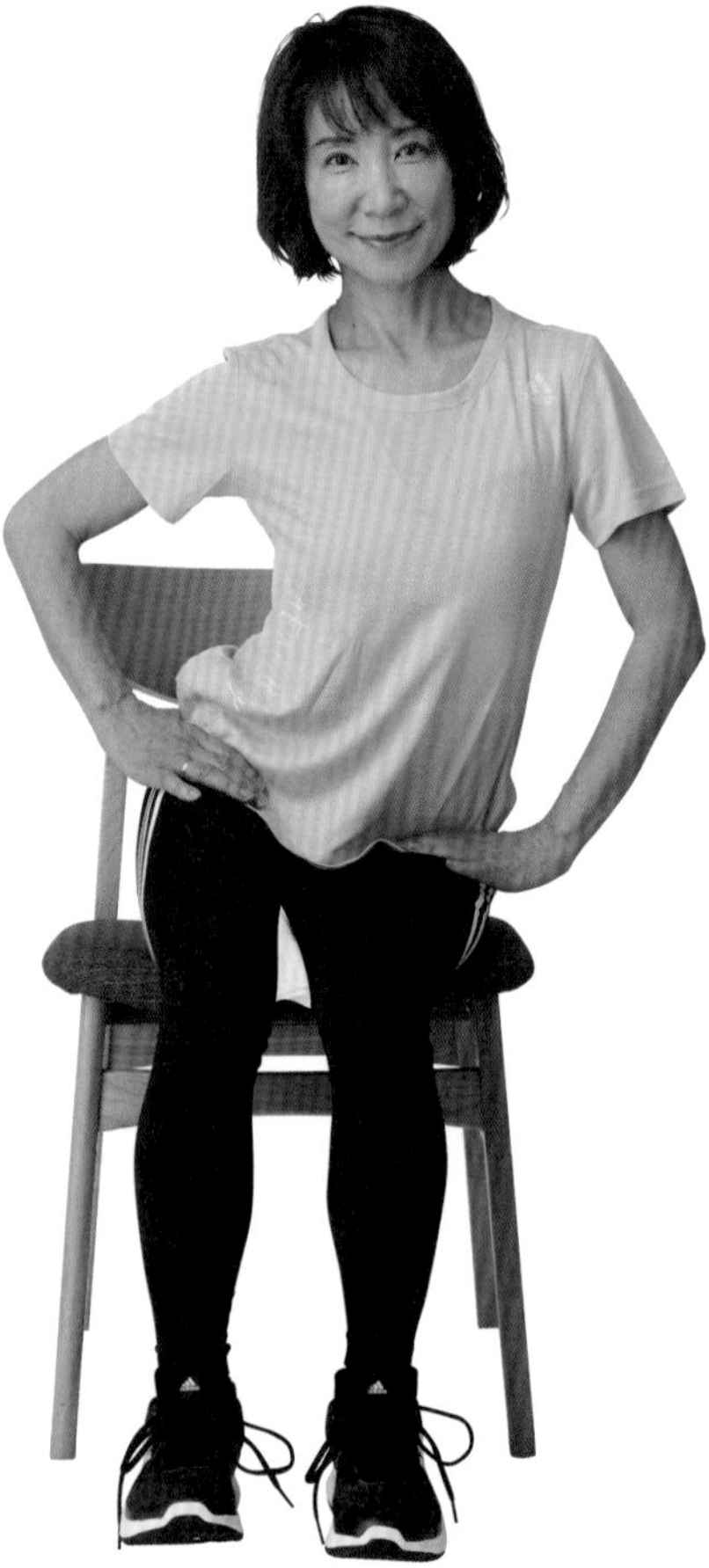

右

DVD収録

タオルのお団子が当たる骨盤底筋の部分を意識しながら、手を腰に当てて、左の腰を持ち上げて骨盤を右傾させる。

残尿感改善

入門編
2セット

目標編
10セット

2

左

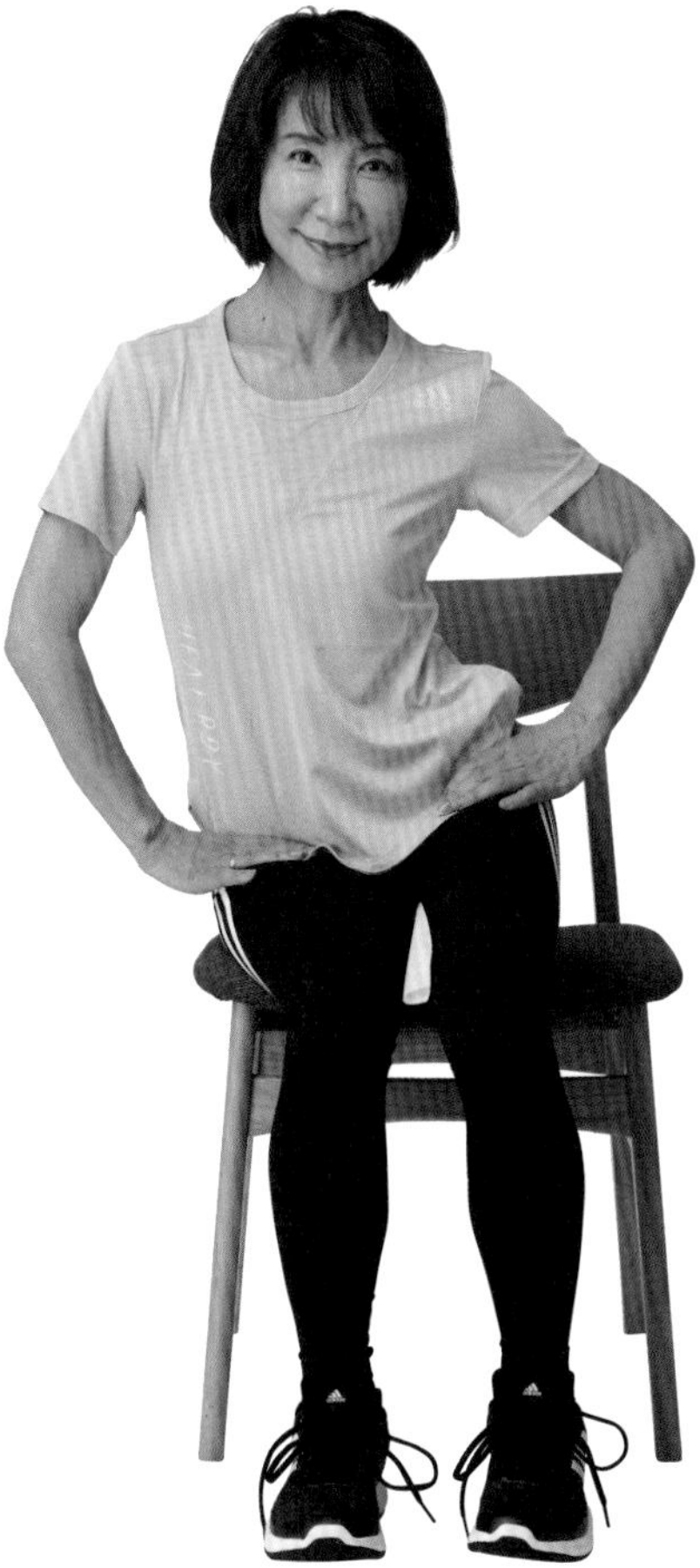

※写真、動画は、読者の方の向きに合わせています。

次に、右の腰を持ち上げて骨盤を左傾させる。リズミカルに呼吸をしながら行う。

③ 前後ゆらゆら

1

前

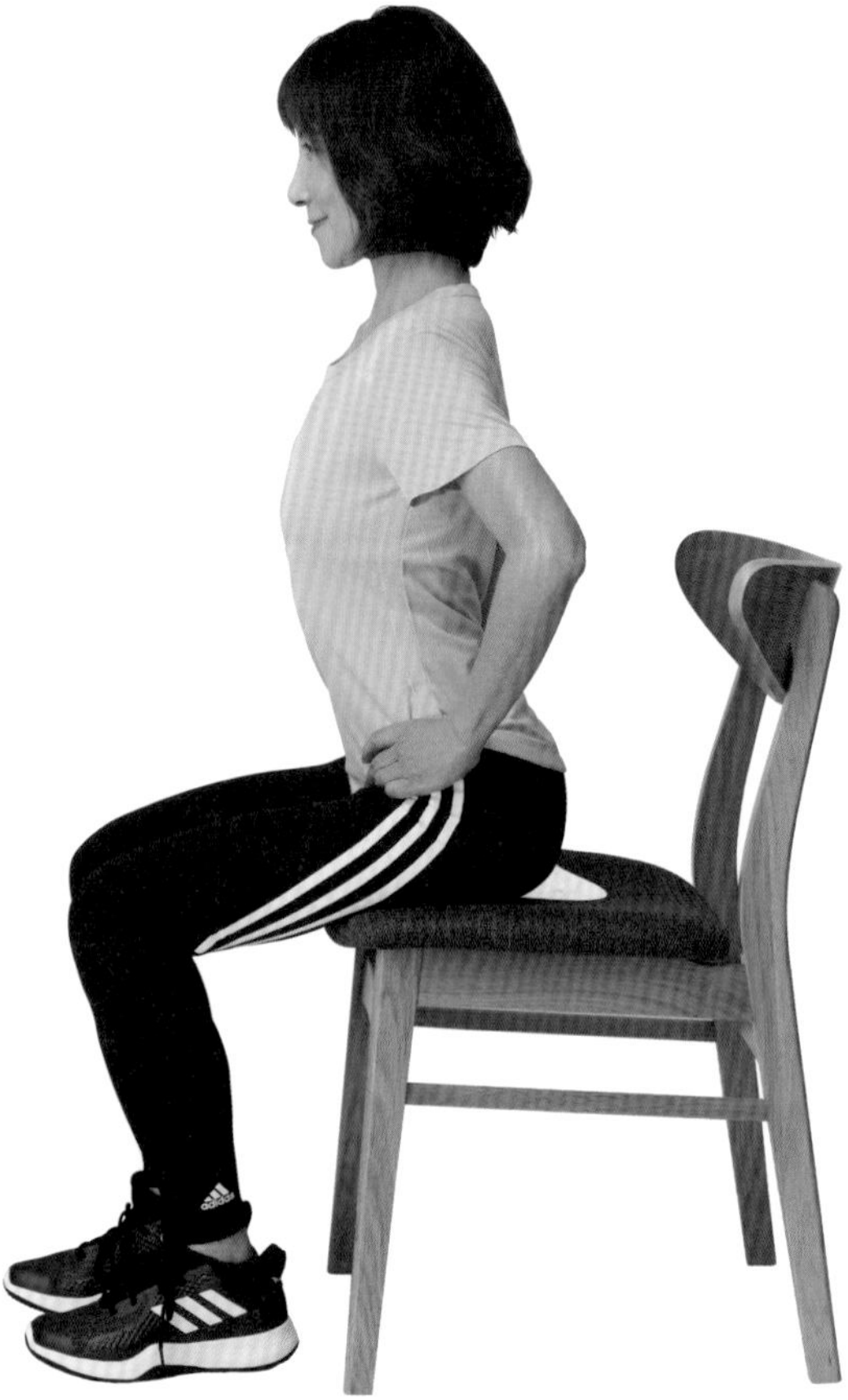

DVD収録

タオルのお団子が当たる骨盤底筋の部分を意識しながら、手を腰に当てて、背中を反るようにして骨盤を前傾させる。

残尿感改善

入門編
2セット

目標編
10セット

2

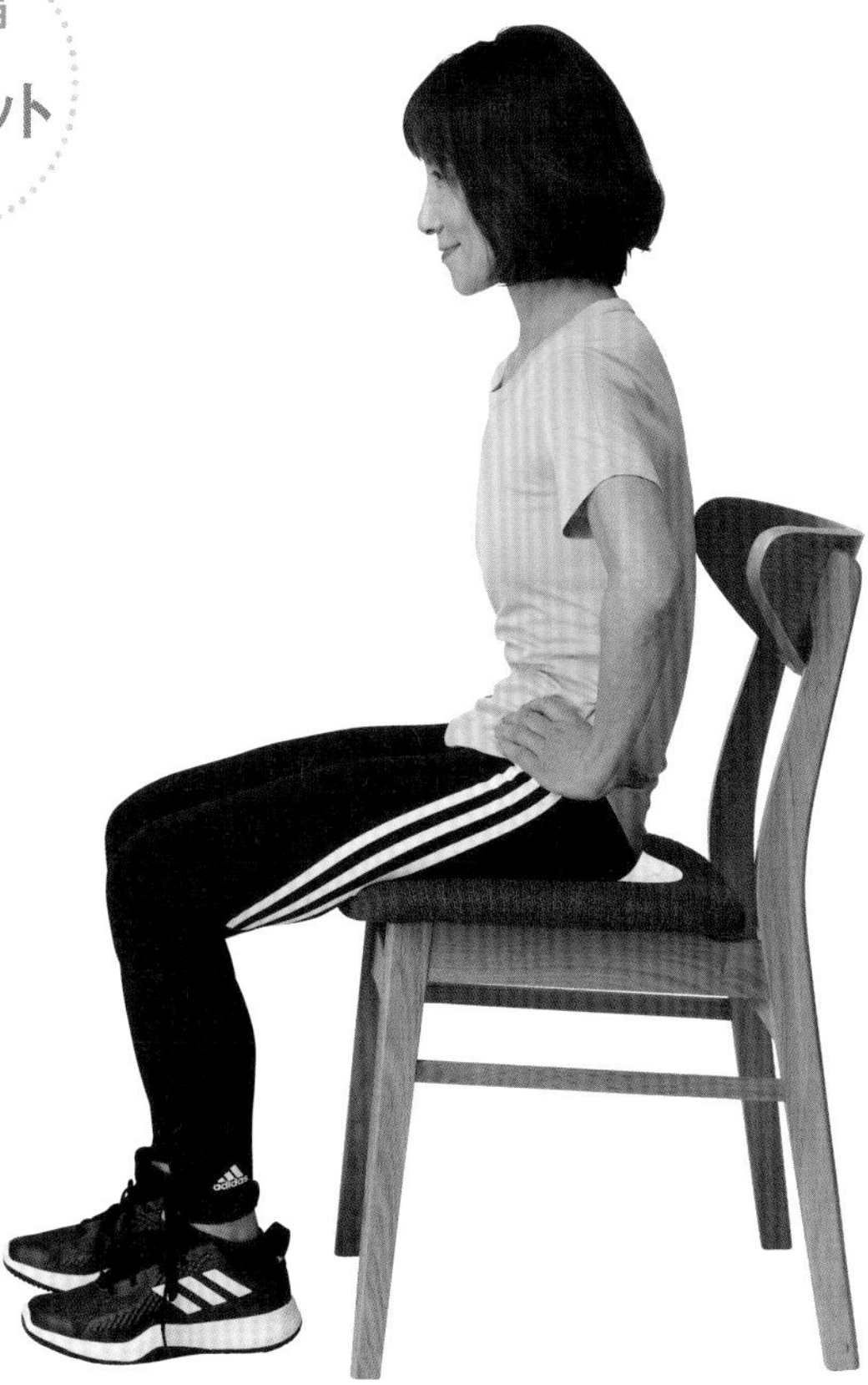

後

次に、背中を丸めるようにして、骨盤を後傾させる。リズミカルに呼吸をしながら行う。

④ お尻をキュッパッ

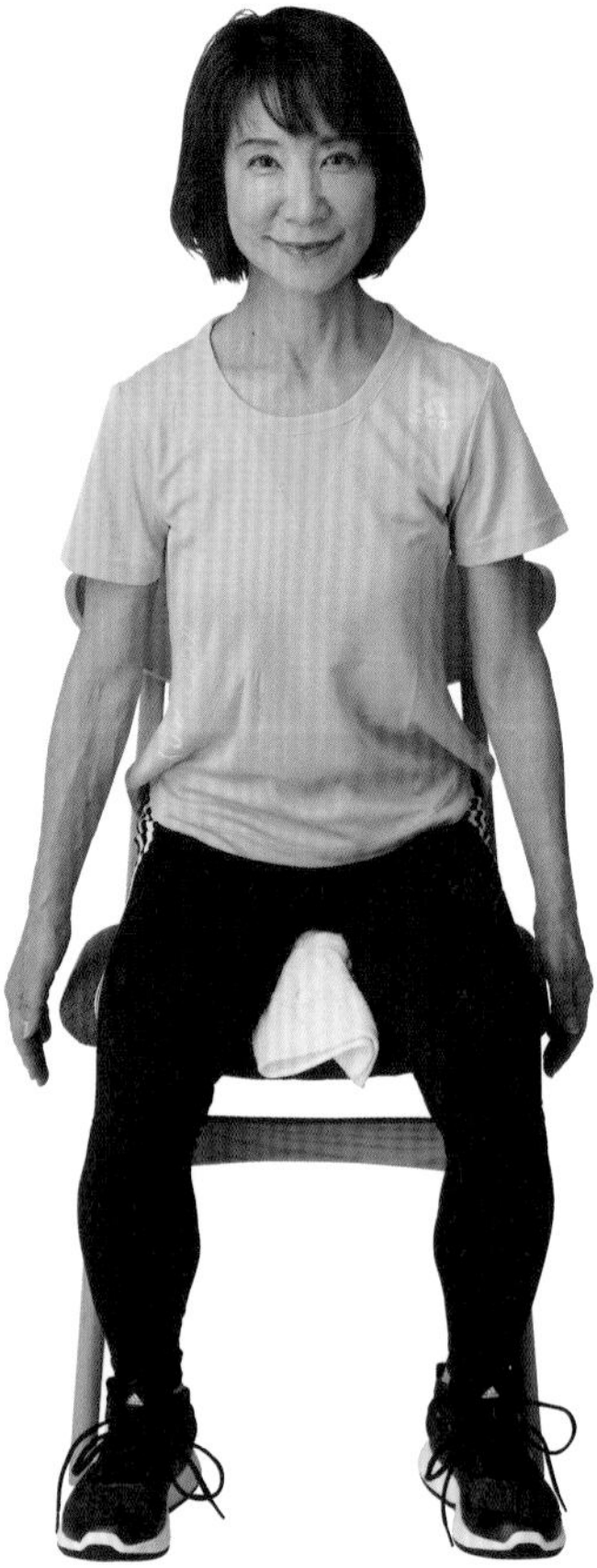

DVD収録

①手は体の横にし、リラックスした状態で息を吸う。

②息を吐きながら、タオルのお団子が当たる骨盤底筋の部分をキュッと締める。

③息を吐ききったら、パッと骨盤底筋を緩める。

尿もれ・ガスもれ予防

入門編
2回

目標編
10回

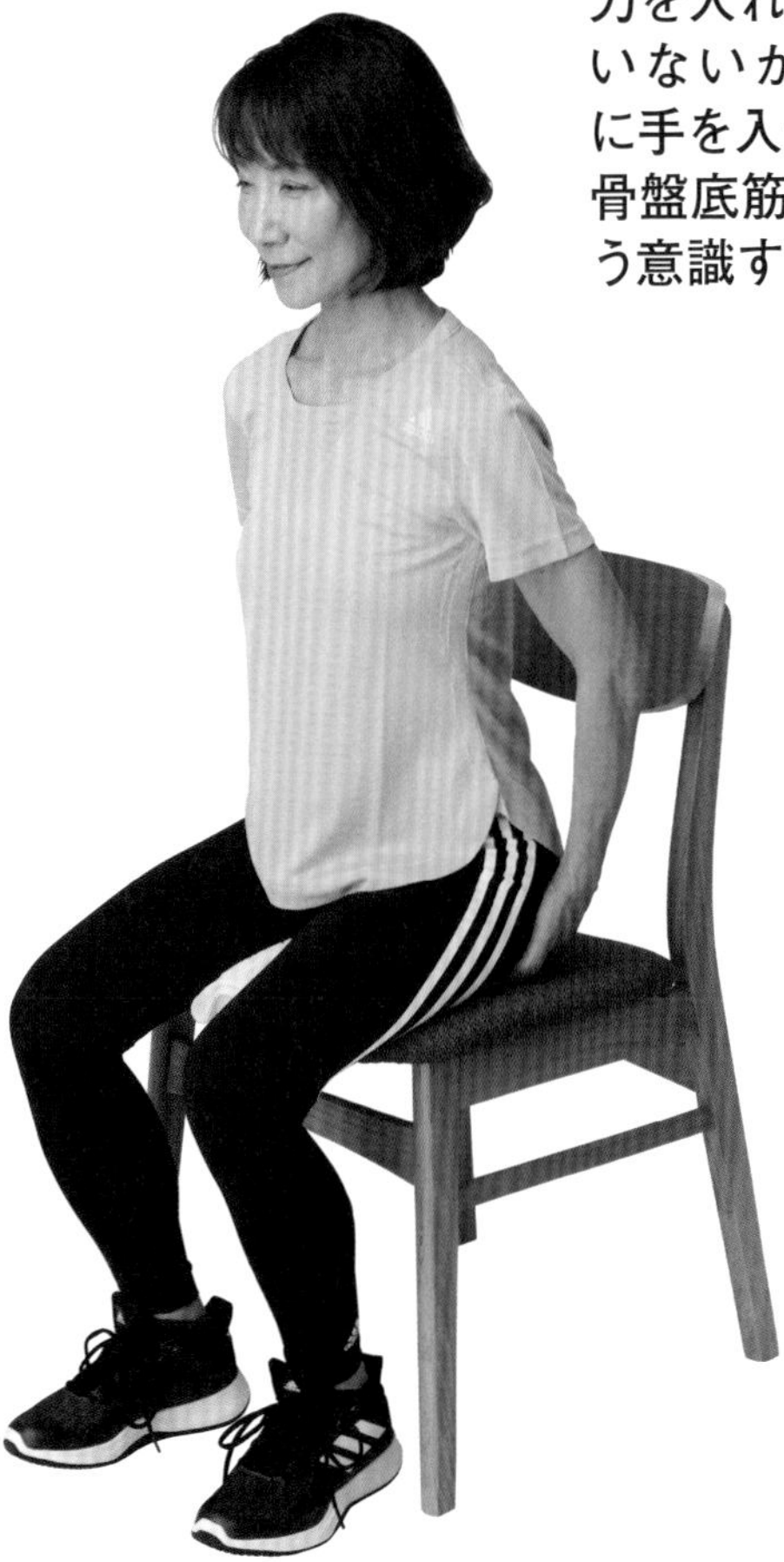

ポイント

お尻の筋肉が動いたり、力を入れすぎたりしていないか、お尻の下に手を入れて確認する。骨盤底筋だけ動かすよう意識する。

⑤ 空気ブクブク右左上下

3　　2　　1

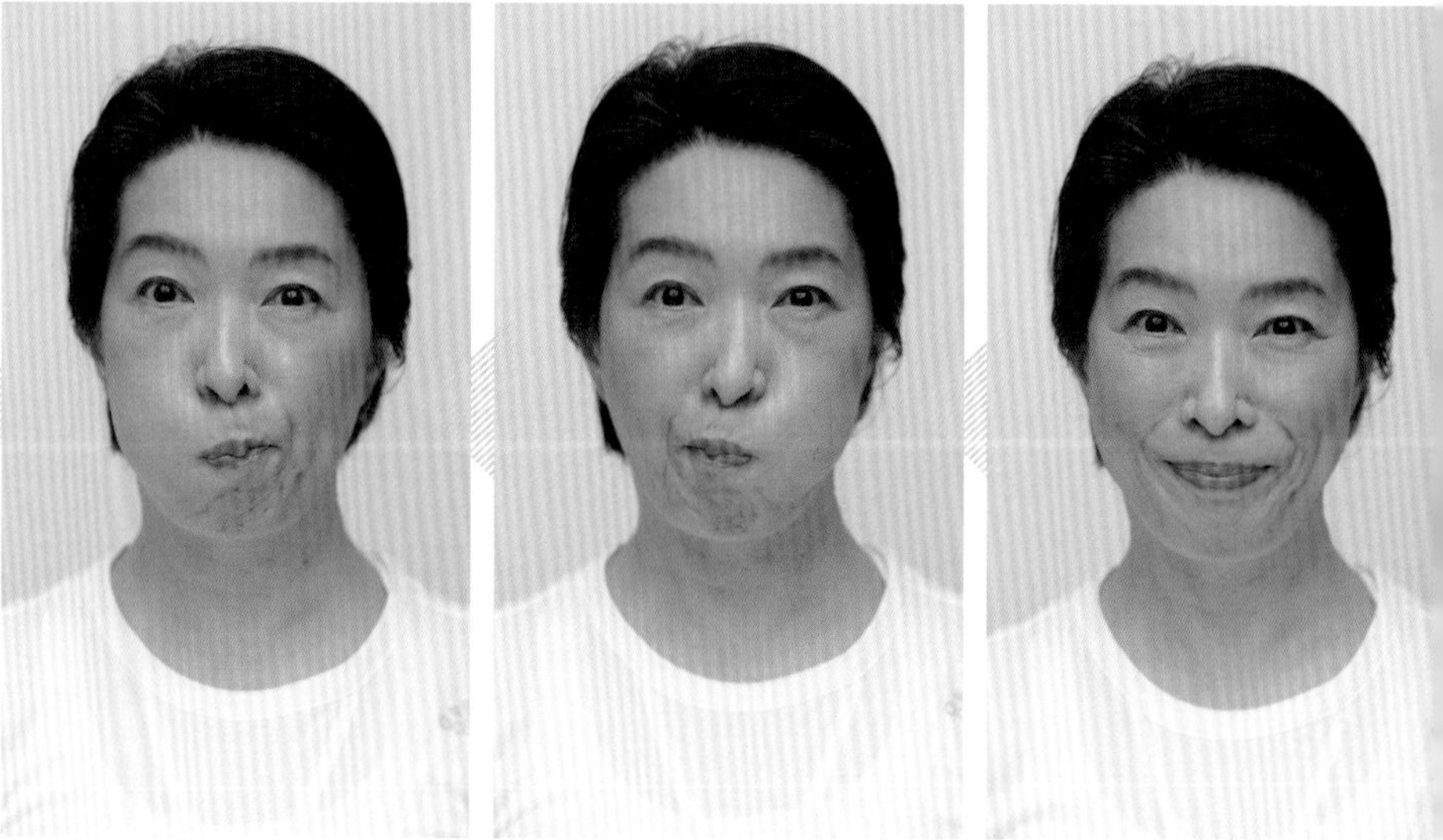

左　　右

DVD収録

①唇をしっかり閉じて鼻で息を吸い、鼻で吐く。

②空気を口の中にため、頬をふくらませる。

不意に起こるむせ予防

入門編 各4回

目標編 各10回

4

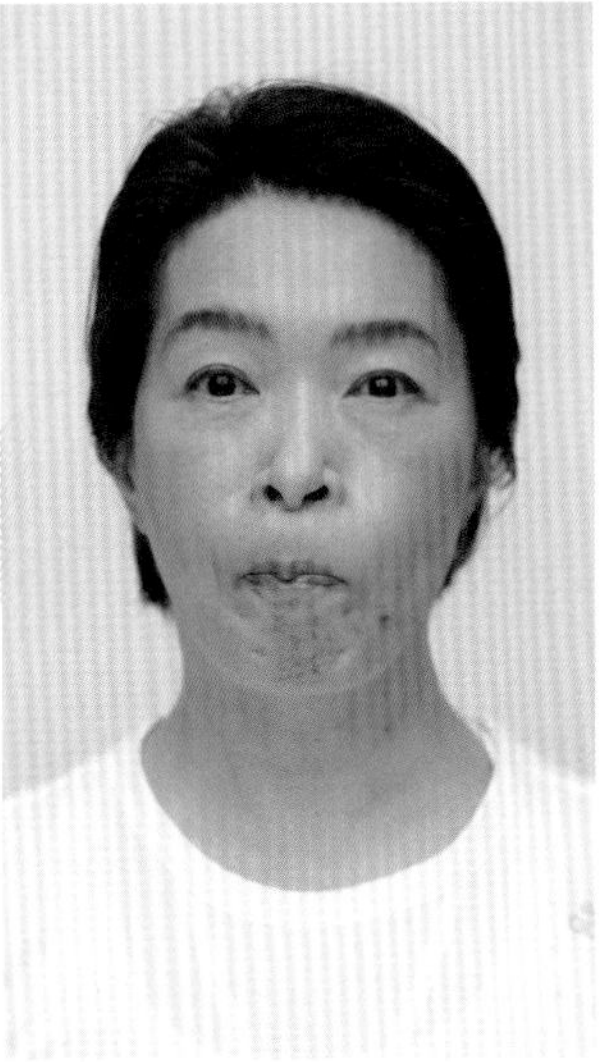

上

5

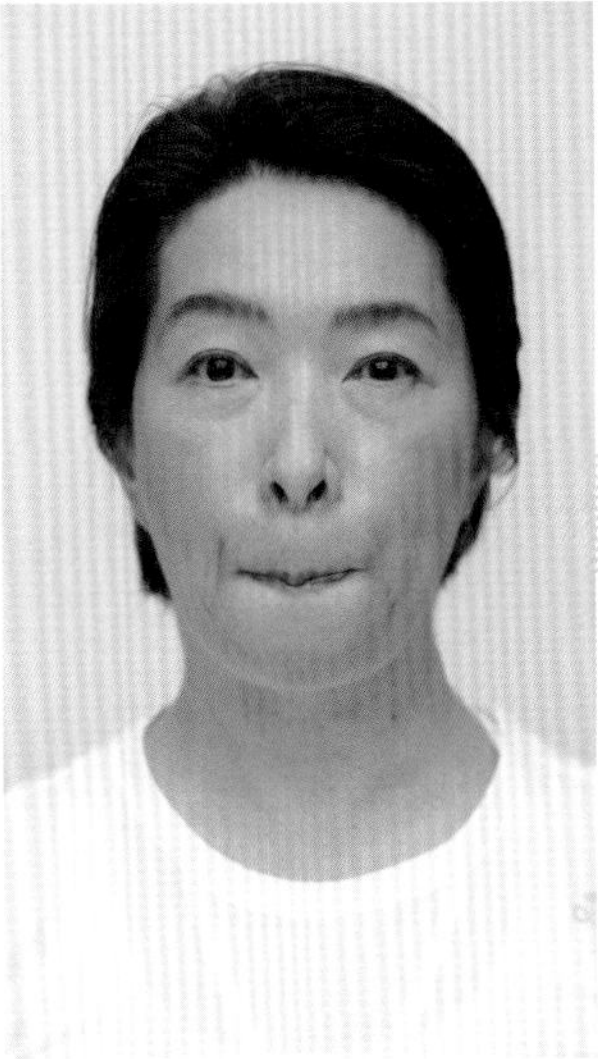

下

③右左上下という順で、1カ所につき10回ずつ、空気でブクブクとうがいをするようにダイナミックに。

⑥ 空気ブクブク一周

1

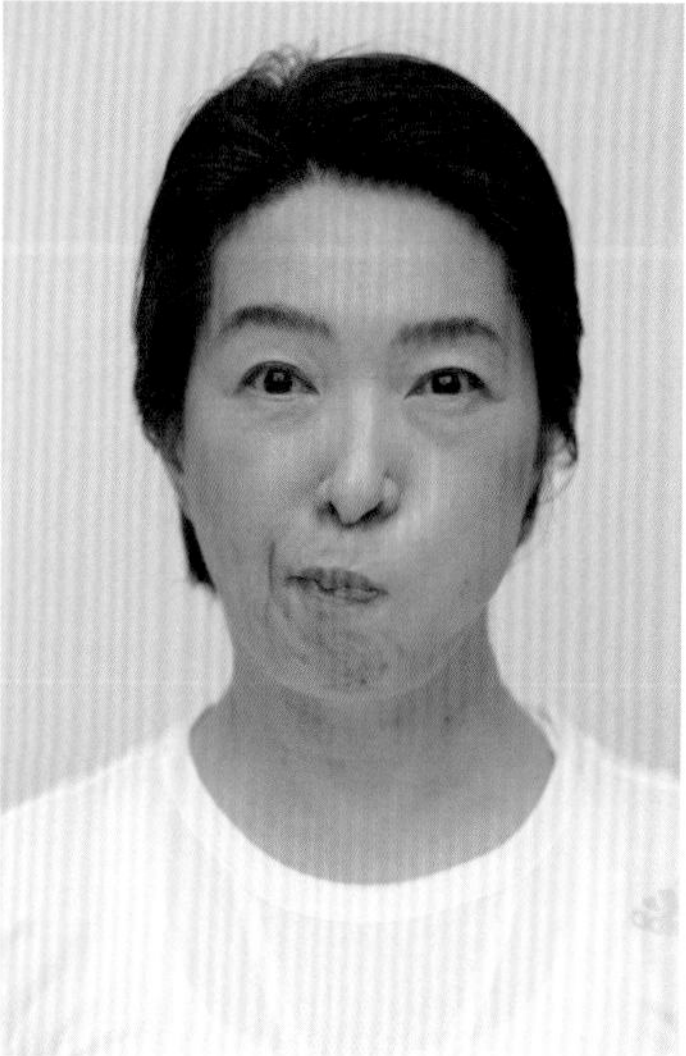

右

①唇をしっかり閉じて鼻で息を吸い、鼻で吐く。

②右頬に空気をため、次に上、左、下、右と、口の中を一周するするように、ダイナミックに空気を回す。逆回りも行う。

DVD収録

不意に起こるむせ予防

目標編
各10回

2 上

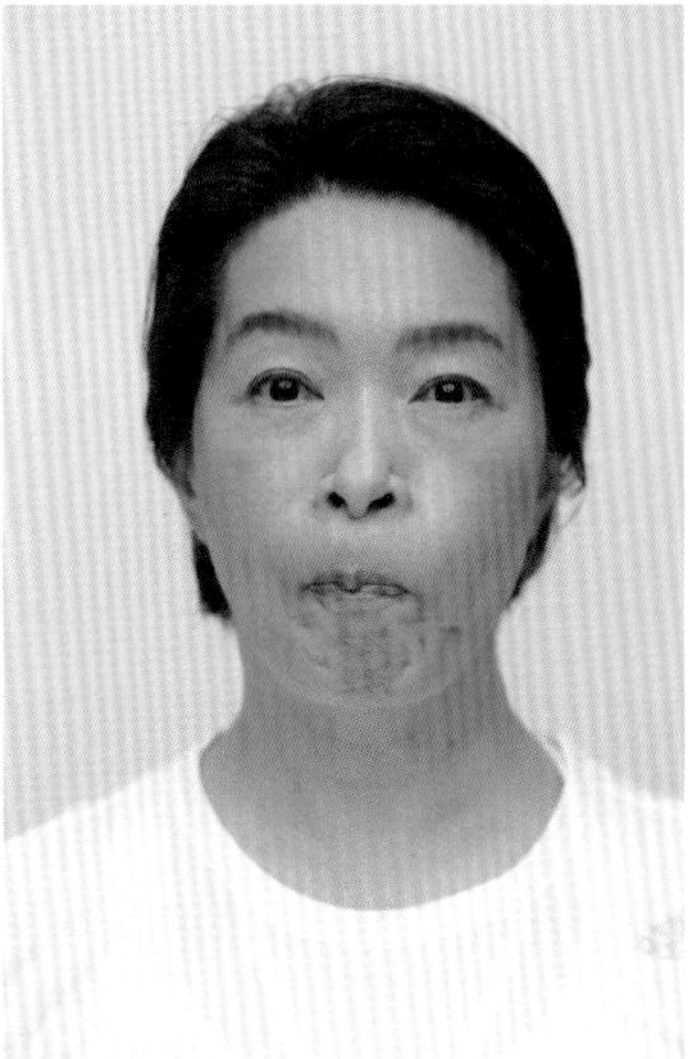

3

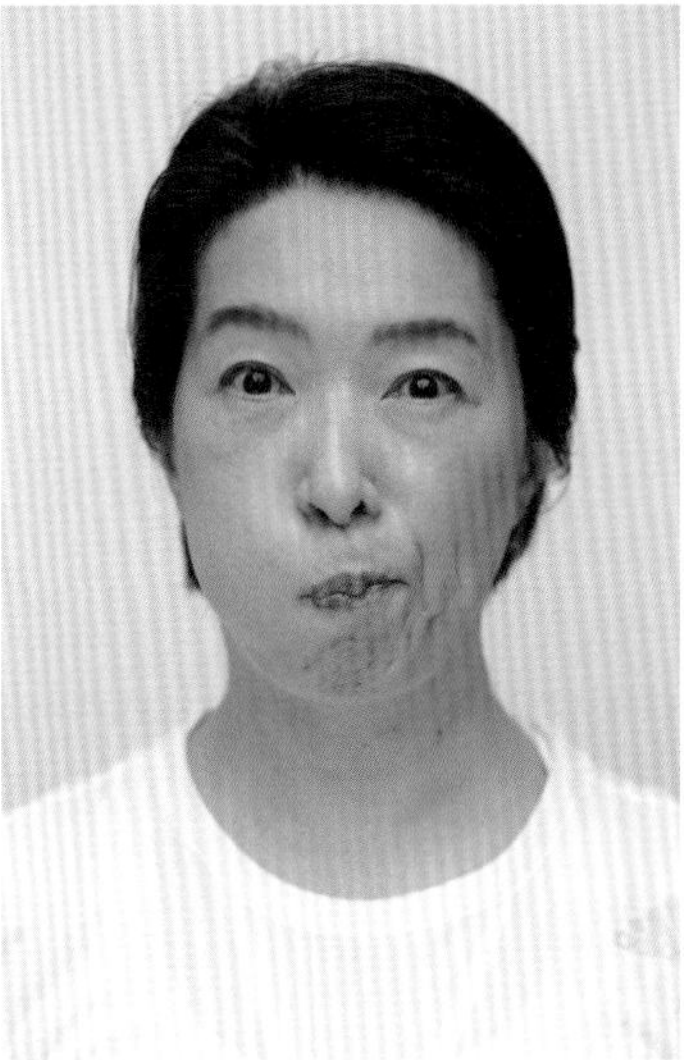

左

4

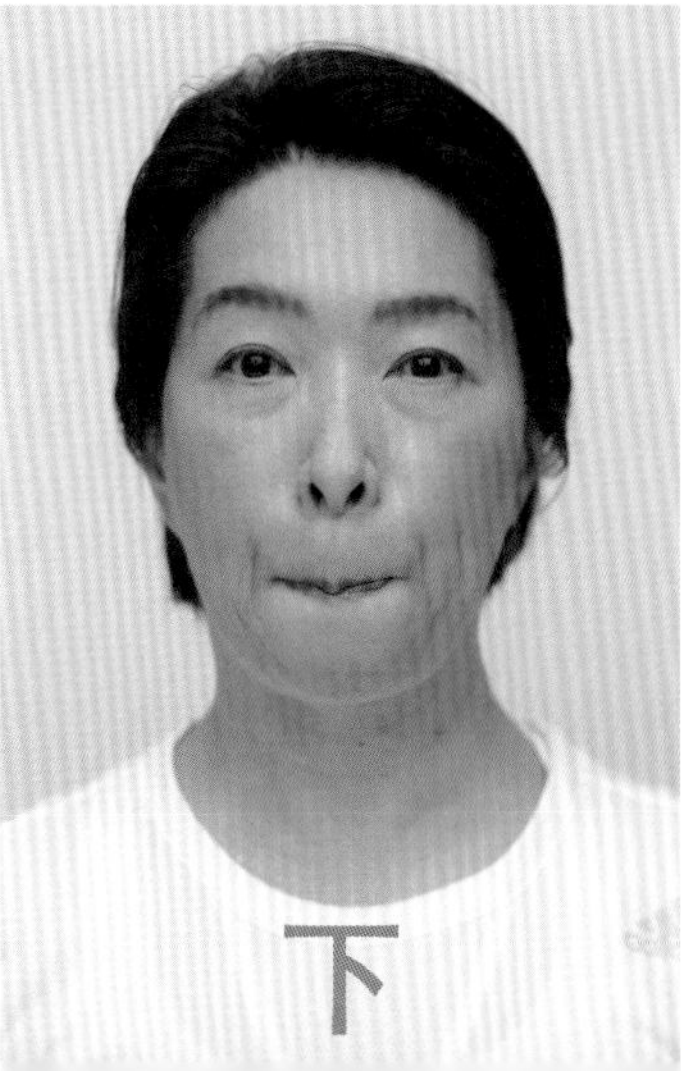

下

⑦ バンザイスクワット

1

スタート
ポジション

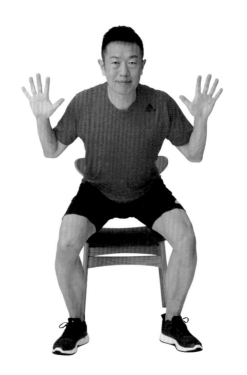

DVD収録

脚を開いて、椅子に座った状態から、体を前傾させ、お尻を少し浮かせる。両手を開いて顔の高さくらいまで上げる。

心肺持久力の向上
筋持久力の向上
膝痛予防

目標編 10回

2

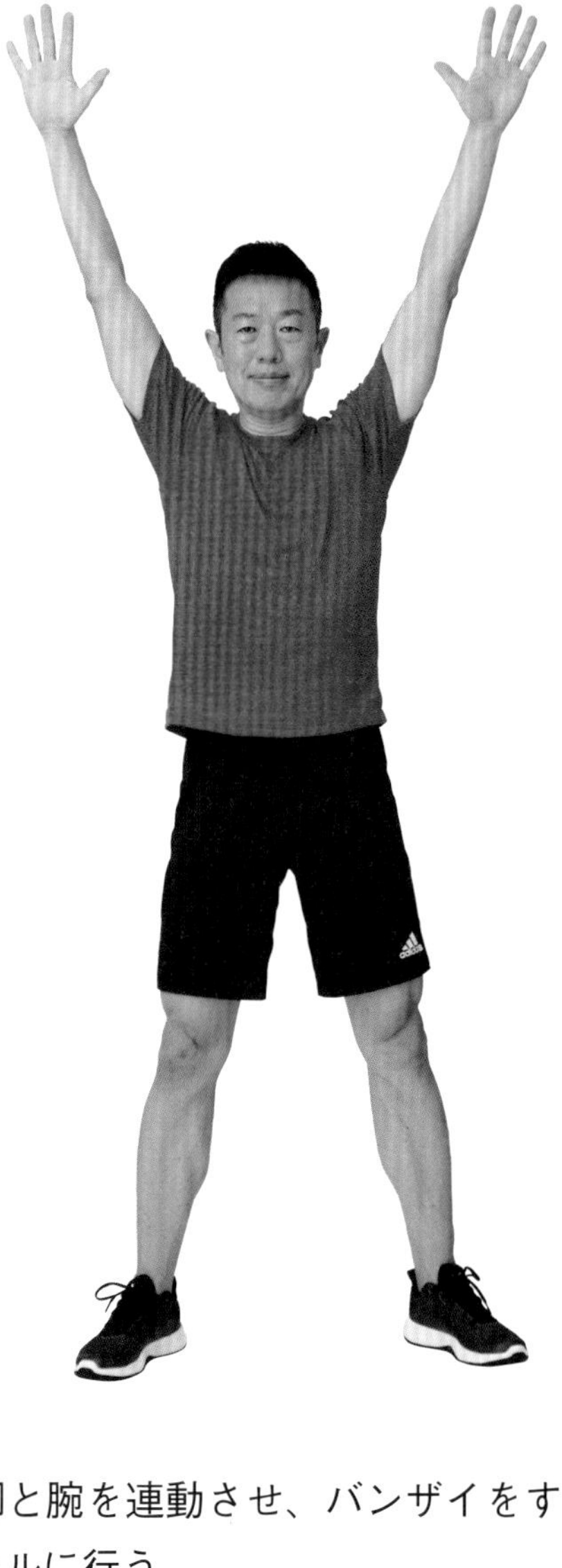

1の状態から脚と腕を連動させ、バンザイをするように伸び上がる。リズミカルに行う。

8 パーグーフーフーフー

DVD収録

1

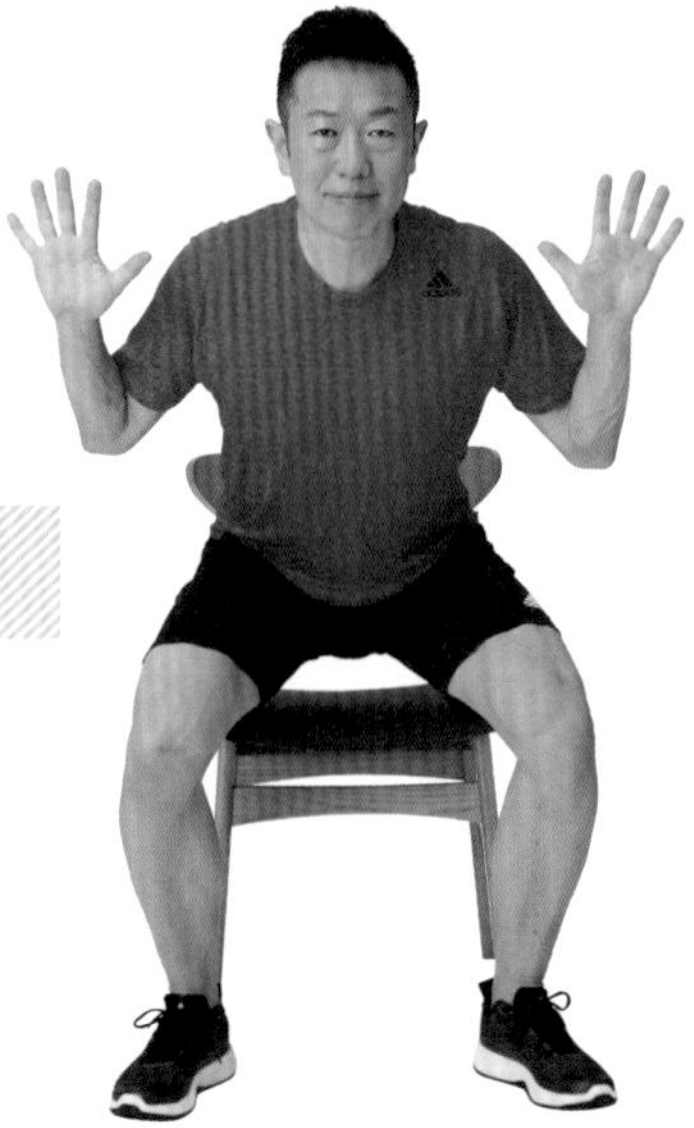

脚を開いて、椅子に座った状態から体を前傾させ、お尻を少し浮かせる。両手を開いて顔の高さくらいまで上げる。

2

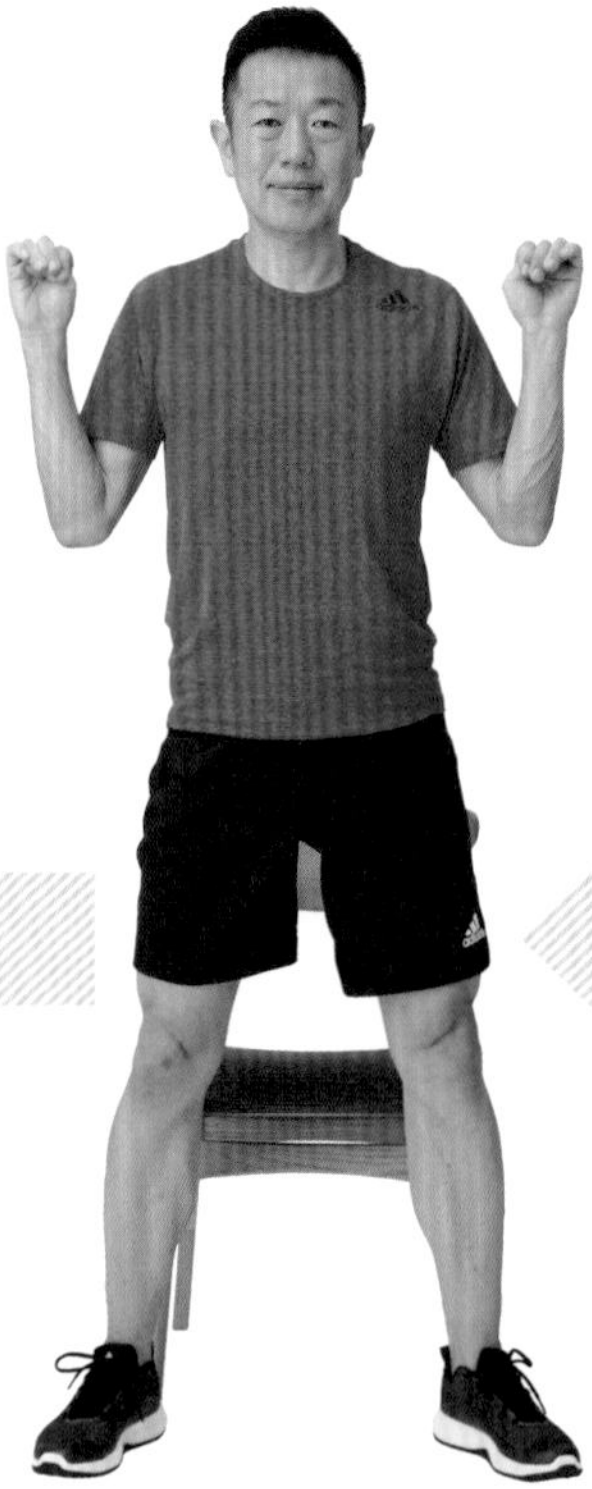

1から5までの数字を口にしながら、同時に指折り数えて5秒かけて立つ。一拍おいて、5秒数えながら1の体制に戻す。

心肺持久力、筋持久力の向上
脳（バランス能力）の向上
膝痛予防

入門編
5セット

目標編
10セット

3

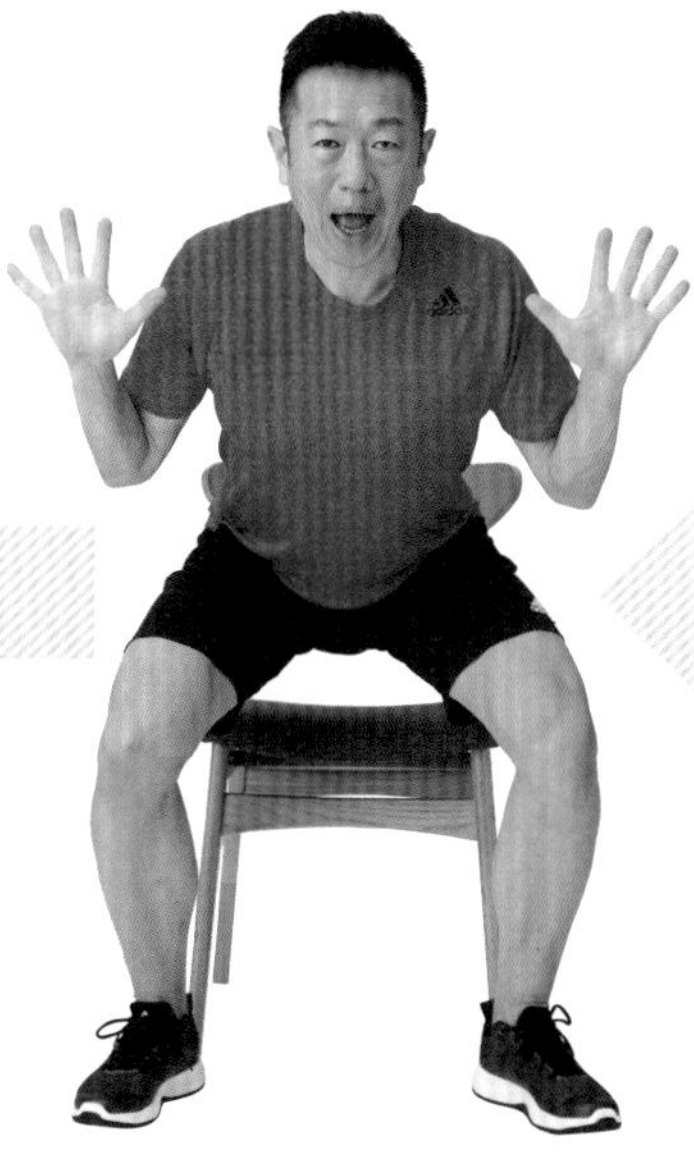

かがんだ状態で、両手をパーからグーにしながら、同時に大きく口を開け、「フーフーフー」という声を出す。

4

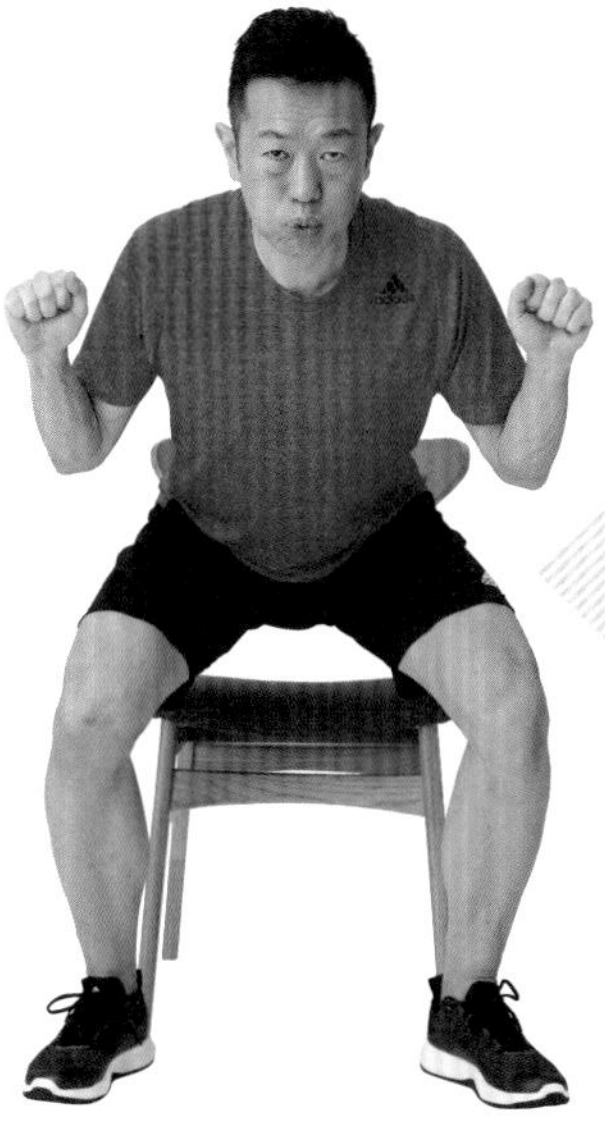

声を出すときは口をすぼめて、強く息を吐き出し、同時に骨盤底筋もキュッと締める。それを3回繰り返す。

⑨ 脚前後バンザイスクワット

1

スタート
ポジション

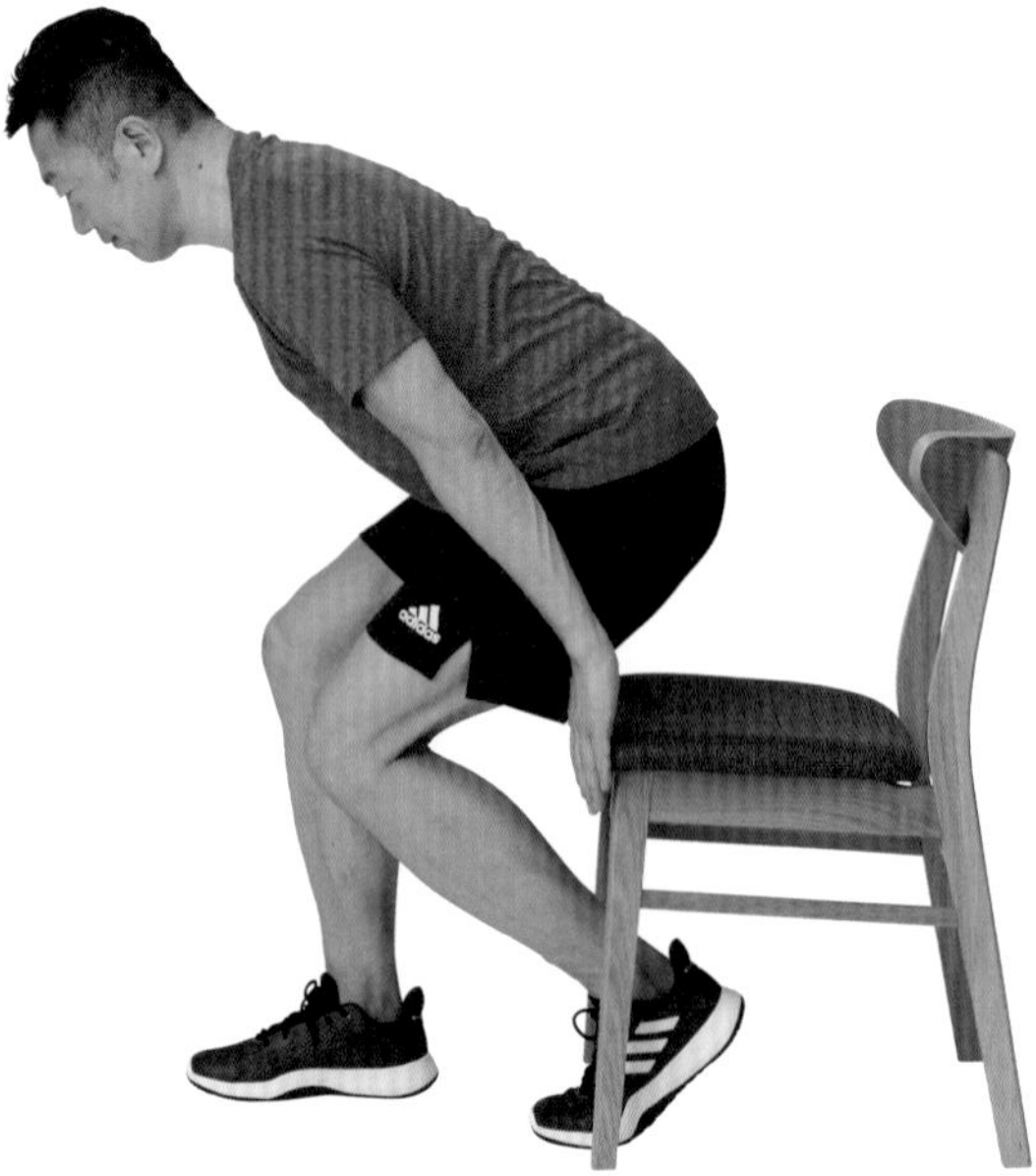

DVD収録

椅子に座った状態から右脚を一歩前に出し、椅子の座面に手をかけながら前傾して、お尻を少し浮かす。

歩く力、昇る力をつける

目標編
各10回ずつ

2

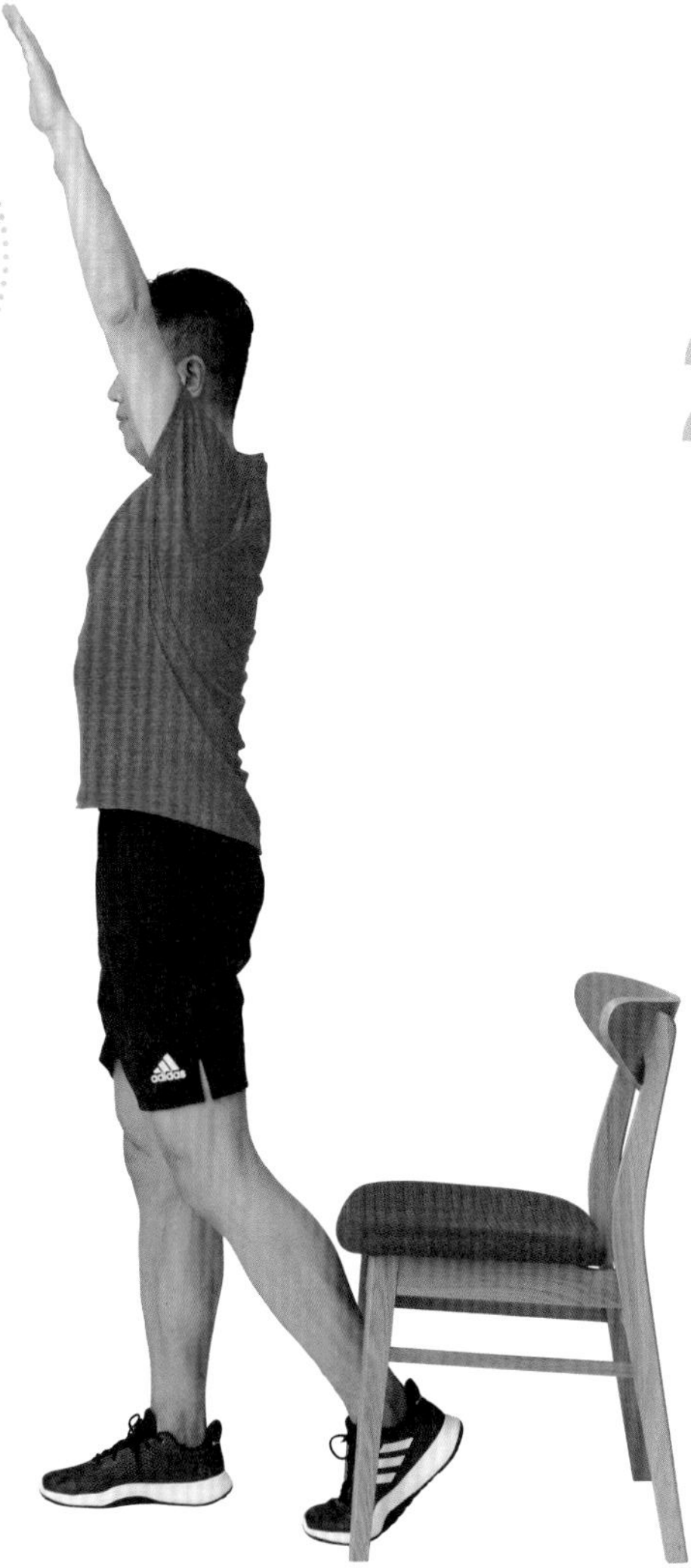

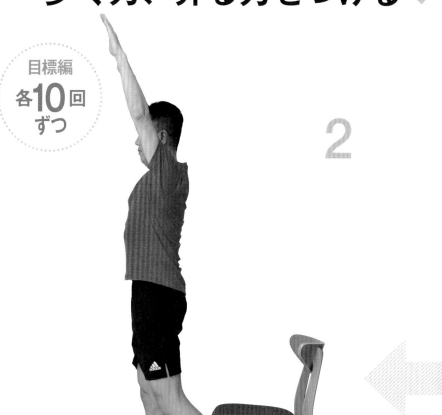

4秒かけて両手を上げながら立つ。一拍おいて、両手を下げながら4秒かけて1の体制に戻す。10回繰り返したら脚を入れ替え、逆も同様に行う。

⑩ 腕上げ一本立ち

1 スタート ポジション

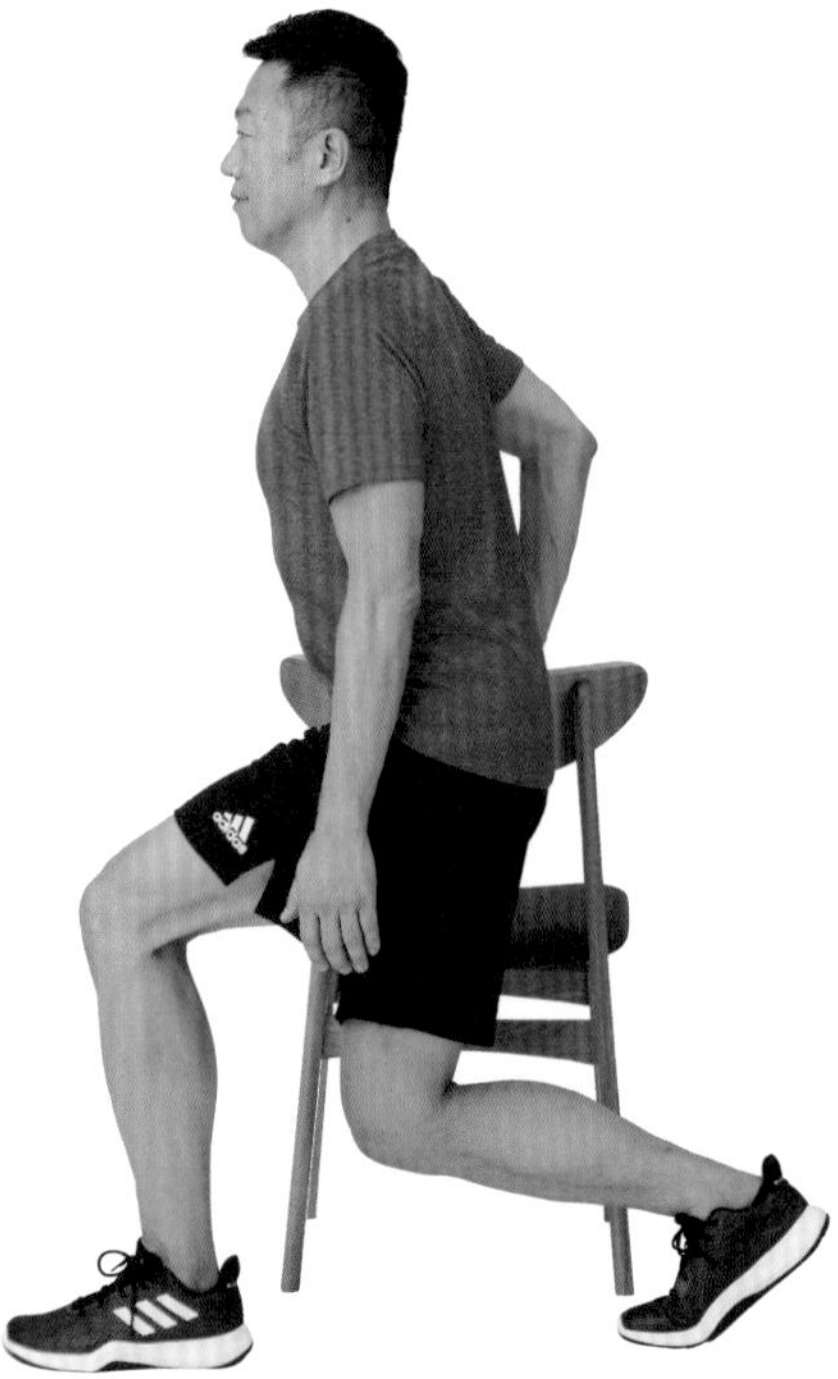

DVD収録

椅子の背面側に立ち、右手で椅子の背もたれにつかまる。左脚を前に出し、膝がつま先より前に出ないように体をぐっと沈める。

転倒予防

目標編
各10回
ずつ

2

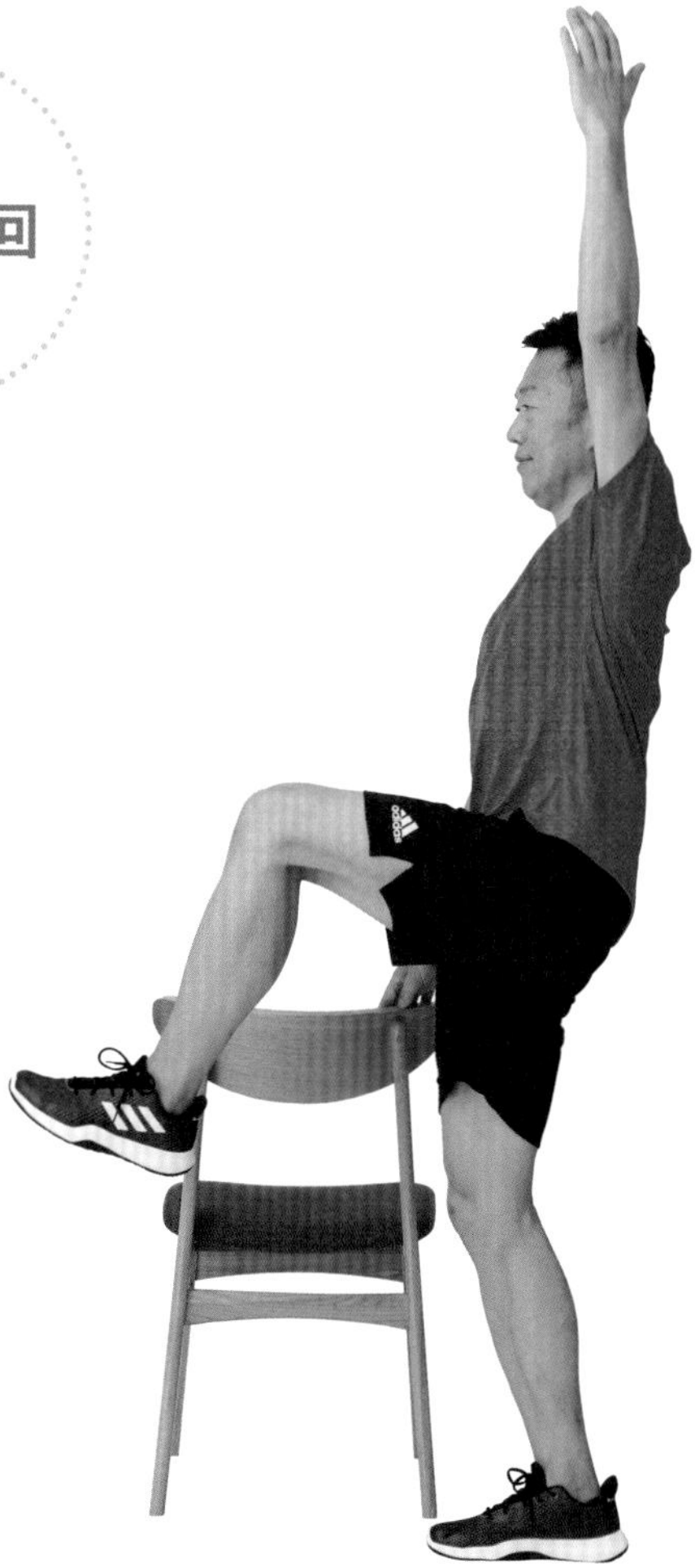

左手と左脚を連動させながら、上方に持ち上げ、5秒静止して1に戻る。10回繰り返したら、手と脚を入れ替え、逆も同様に行う。

⑪ 椅子つかみ骨ジャンプ

スタート
ポジション

1

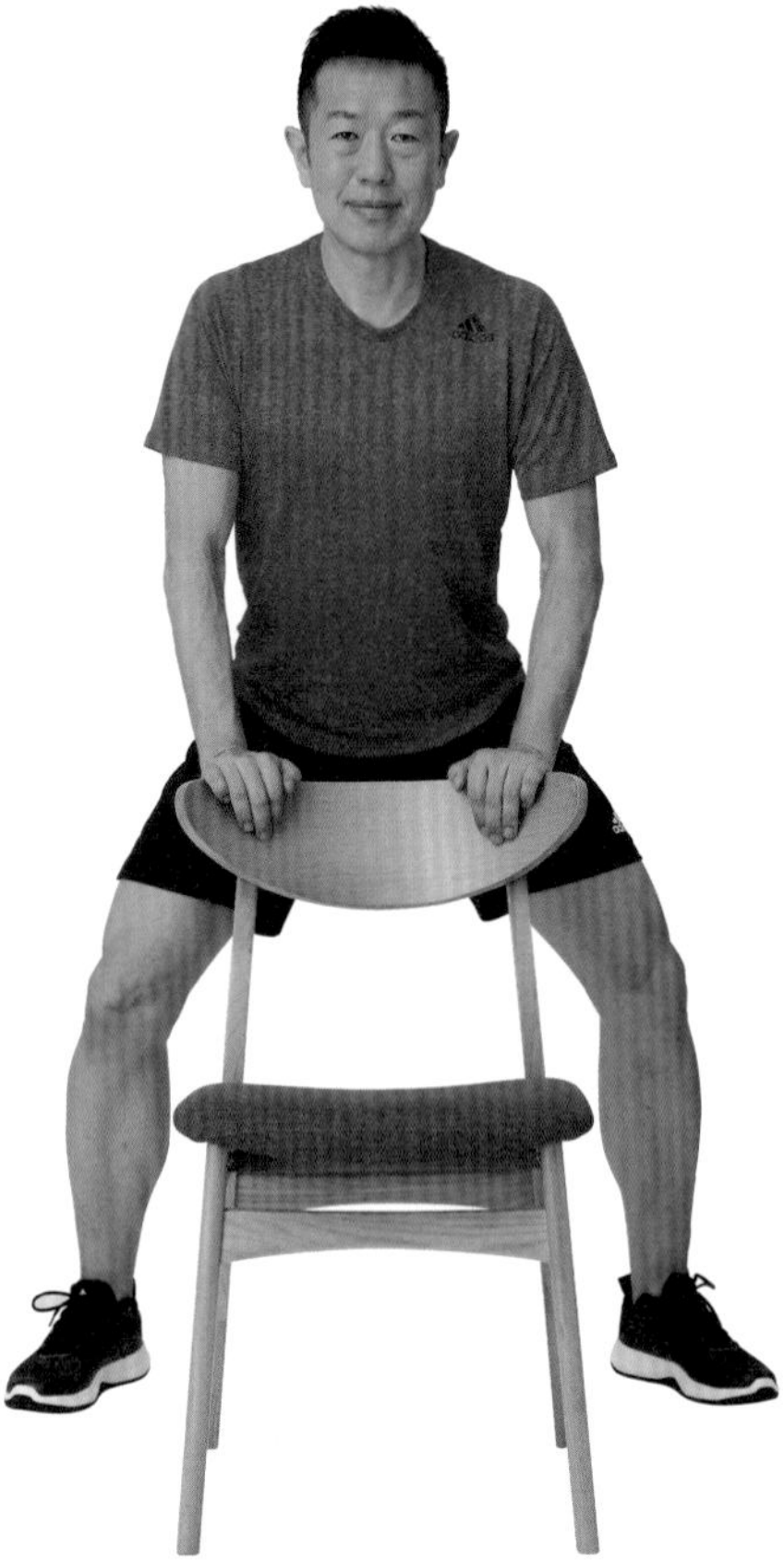

DVD収録

つま先を外側に向け、脚を大きく開き、椅子の背もたれを両手でつかむ。余裕のある人は膝を深く曲げ、余裕のない人は膝を軽く曲げる。

骨粗鬆症予防

目標編
10回

2

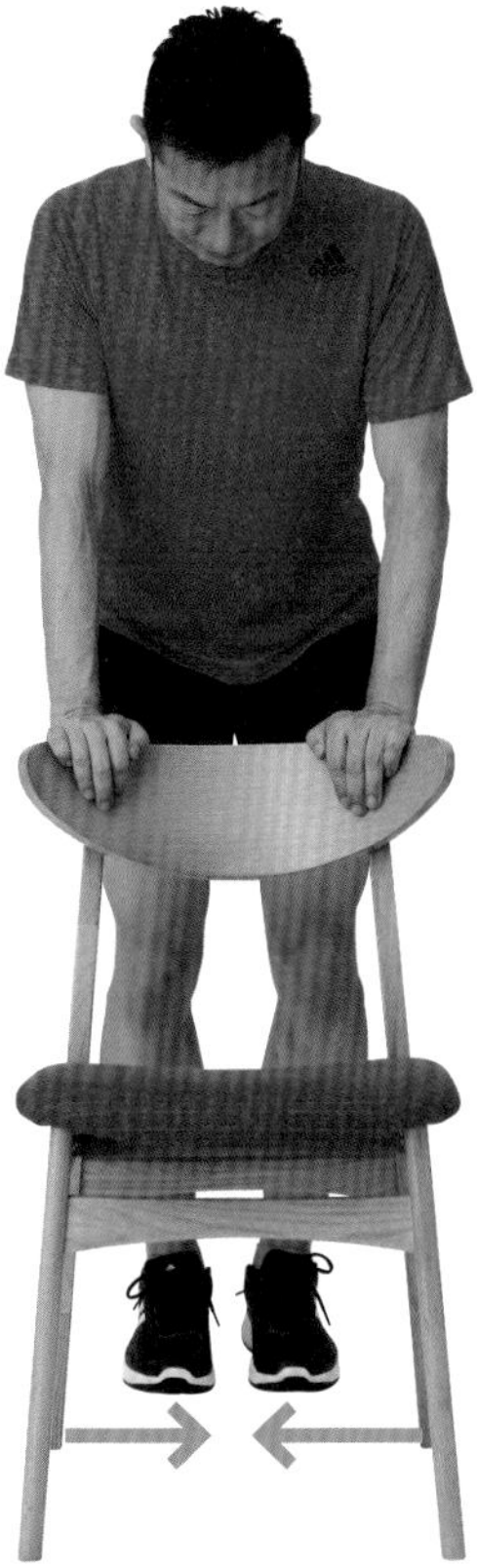

1の状態からその場でジャンプをしながら、両足を閉じる。そのときに膝を痛めないように、膝を曲げた状態で着地する。

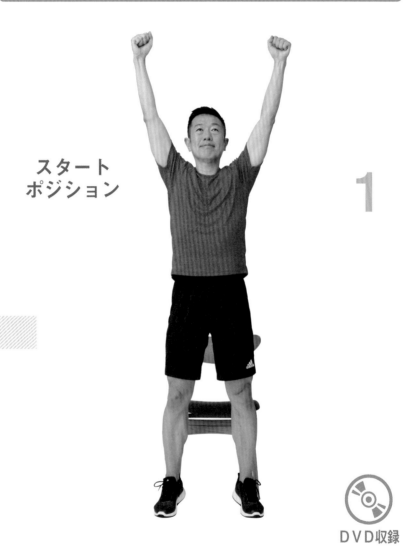

⑫ 伸びて脱力

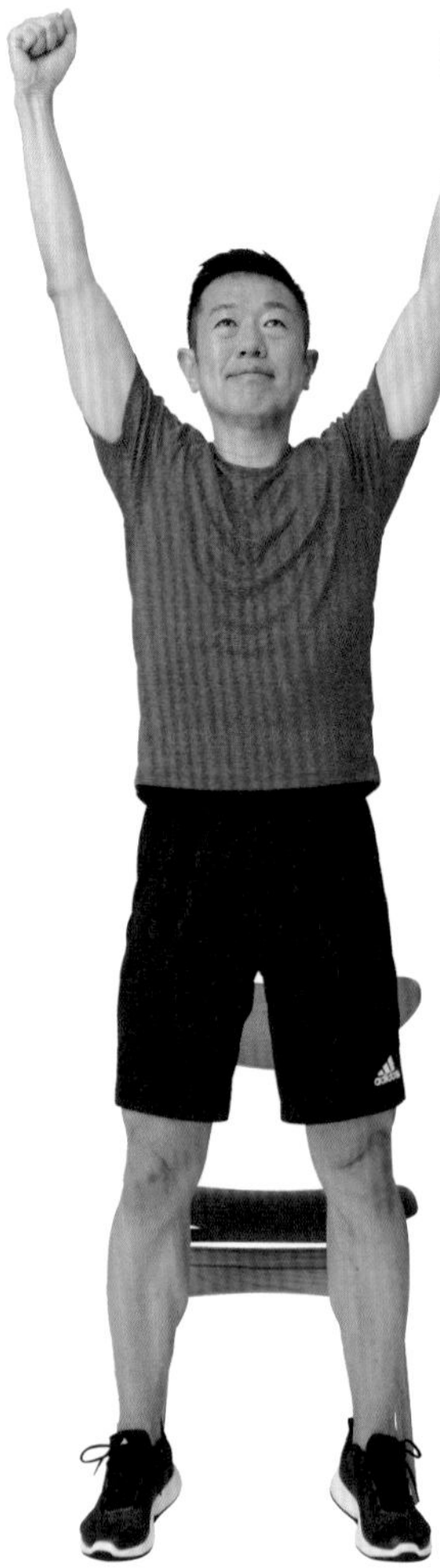

スタート
ポジション

1

DVD収録

両脚を肩幅に広げて立ち、両手を握りしめて、伸びをするように両腕を上方に上げ、少しかかとを浮かせる。6〜7割の力を全身に入れた状態を3秒キープする。

全身の筋肉を緩める

目標編
3セット

2

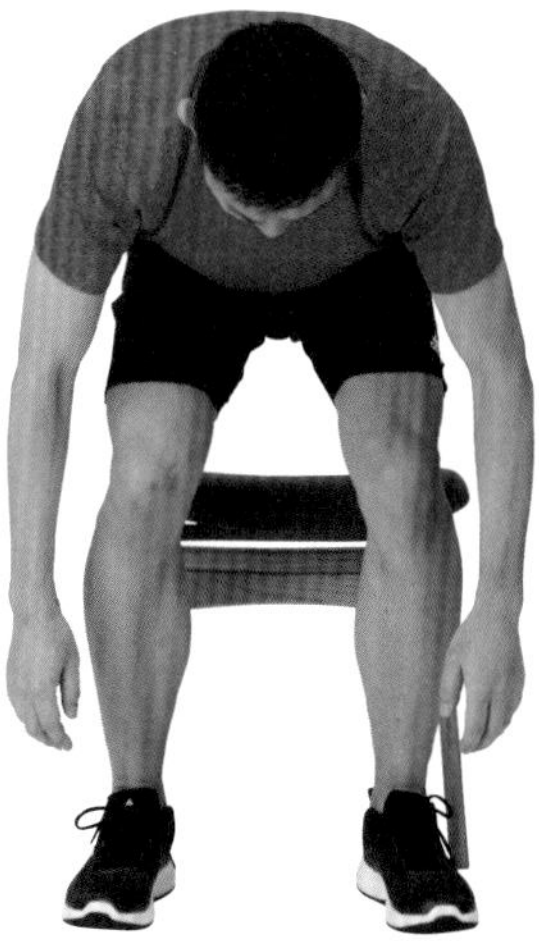

一気に脱力し、上体を倒す。リラックスした状態を3秒ほどキープする。

⑬ 四八《よんはち》呼吸

1

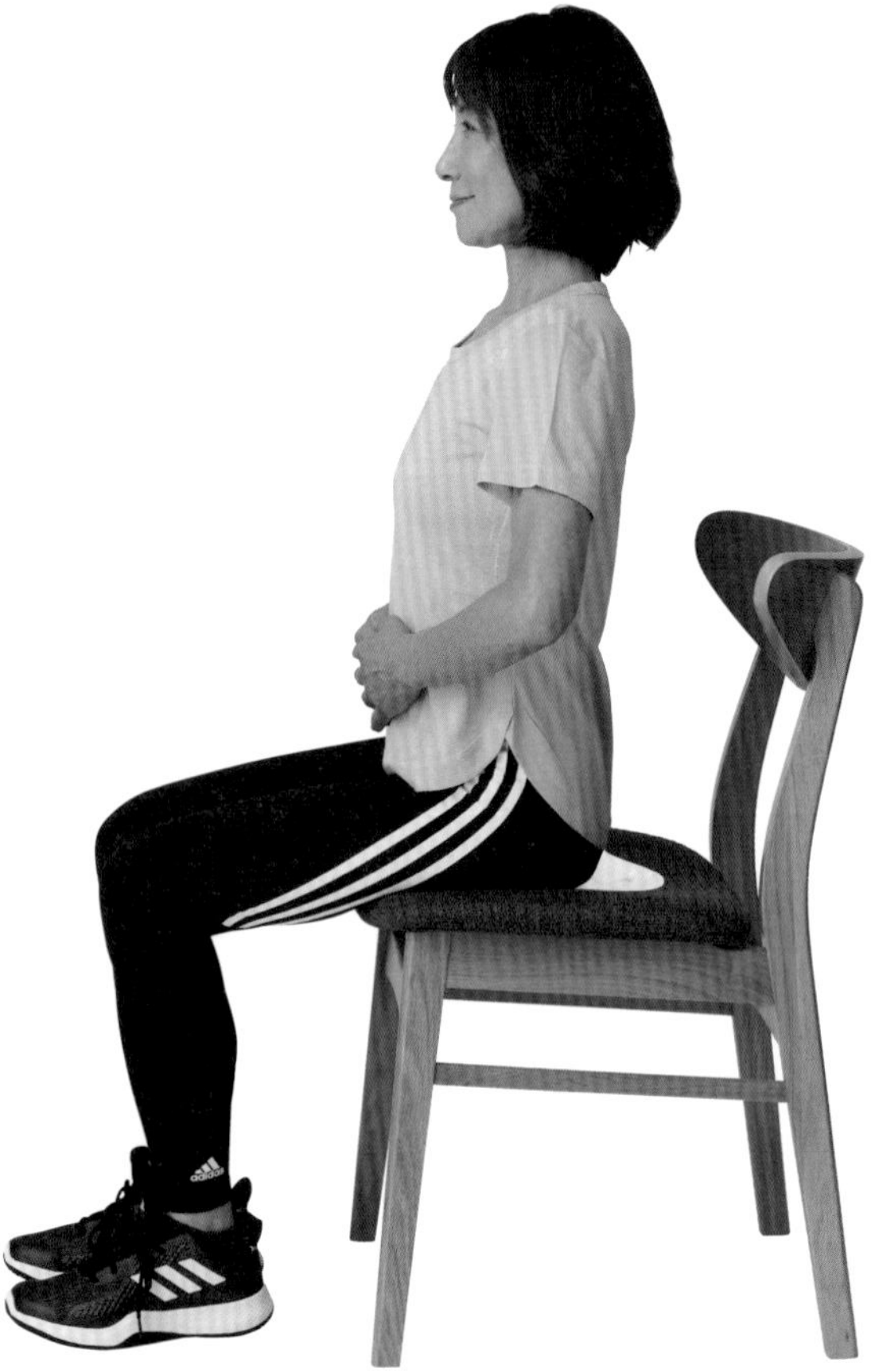

DVD収録

おへその上に両手を重ね、４秒かけて息を吸う。

頻尿予防

入門編
目標編
2セット

2

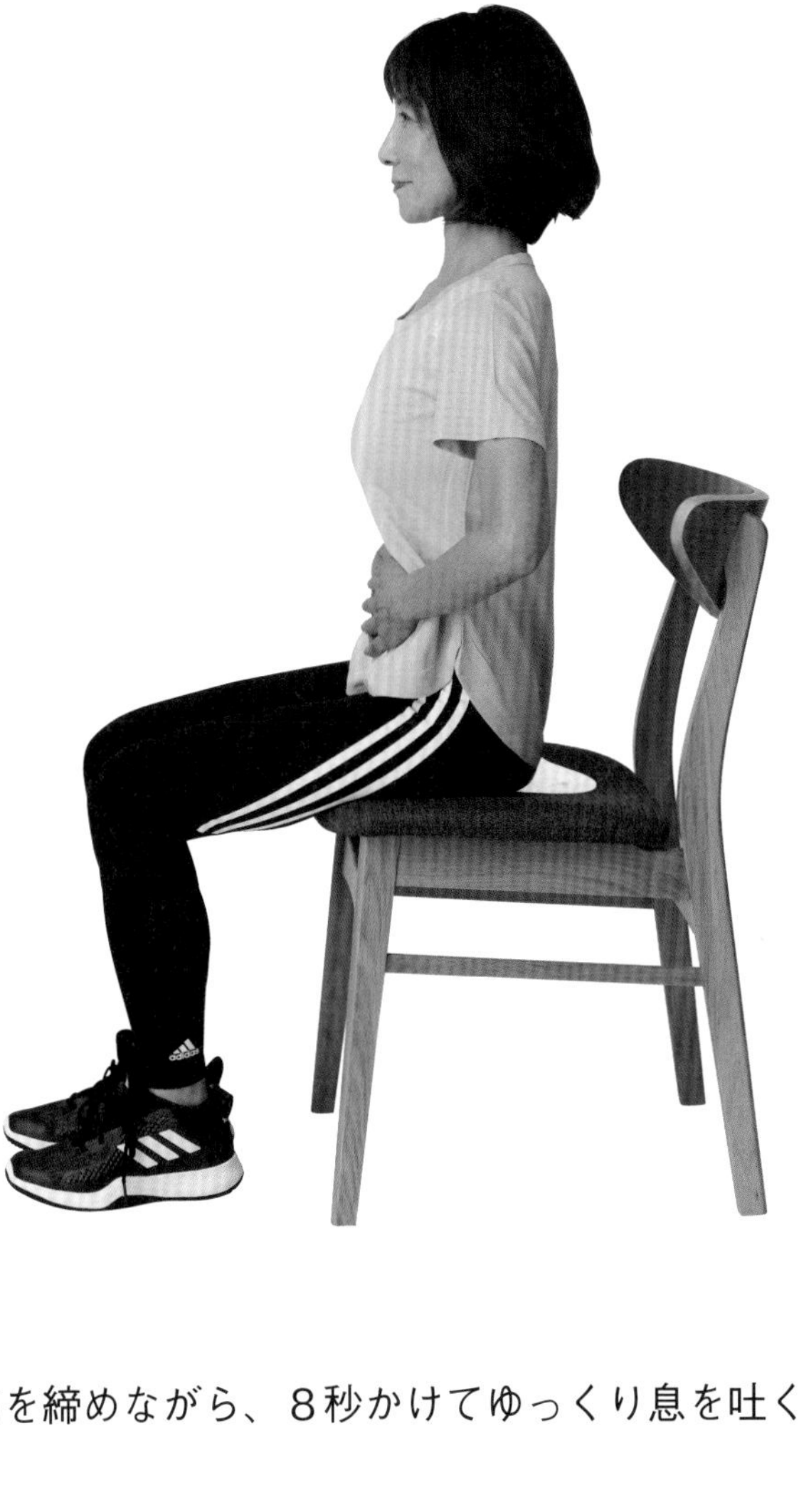

骨盤底筋を締めながら、8秒かけてゆっくり息を吐く。

100トレ体操 100日 挑戦記録表

ゴール

100	／	／	／	／	／	／	／	／	／	
	／	／	／	／	／	／	／	／	／	90
80	／	／	／	／	／	／	／	／	／	
	／	／	／	／	／	／	／	／	／	70
60	／	／	／	／	／	／	／	／	／	
	／	／	／	／	／	／	／	／	／	50
40	／	／	／	／	／	／	／	／	／	
	／	／	／	／	／	／	／	／	／	30
20	／	／	／	／	／	／	／	／	／	
スタート	／	／	／	／	／	／	／	／	／	10

ポイント

・通しで体操を行ったときはもちろんですが、１種目、１回でも構いません。体操をした日は、その日にちを記入したり、マスを塗りつぶしたりして、挑戦の記録を可視化しましょう。

・２日、３日、５日と続けると、習慣化して、より効果が出やすくなります。でも、休んでも気落ちしないでください。「休むのは当たり前、また続ければいい」くらいの気持ちで、取り組んだほうが、長続きします。

・ムリせず、楽しく、体を動かすことを続けていきましょう！

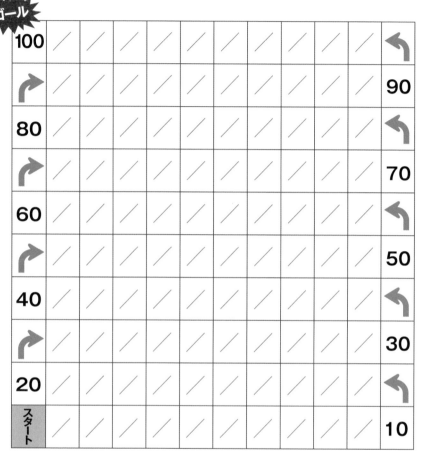

第2章

自分の力で歩くための脚トレ

フィジカルトレーナー
中野ジェームズ修一

自分の脚で一生歩き続けるために

脚トレとは、１００歳まで自分の脚で歩き続けるためのエクササイズプログラムです。

ポイントは、３つの力を養うことです。

①立ち上がるための瞬発力

②転倒しないためのバランス力

③長時間動ける持久力

自分の脚で歩き続けるためには、この３つの要素すべてを維持していく必要があります。

前述したように、下半身の筋肉量は、20歳前後をピークに、40歳以降は毎年約１％ずつ減っていくといわれています。

ですが、70歳、80歳、90歳になったとしても、適切なトレーニングさえ行えば、筋肉量は増やすことができます。そのことは、さまざまな研究で立証済みです。つまり、いつまでも歩ける脚は、適切な運動により、誰でも手に入れられるのです。

脚トレは、安全かつ効率的に脚の筋肉量を増やすとともに、歩き続けるための３要素も身につくプログラムです。ちょっとキツいかもしれませんが、必ず効果が出ますので、試してみてください！

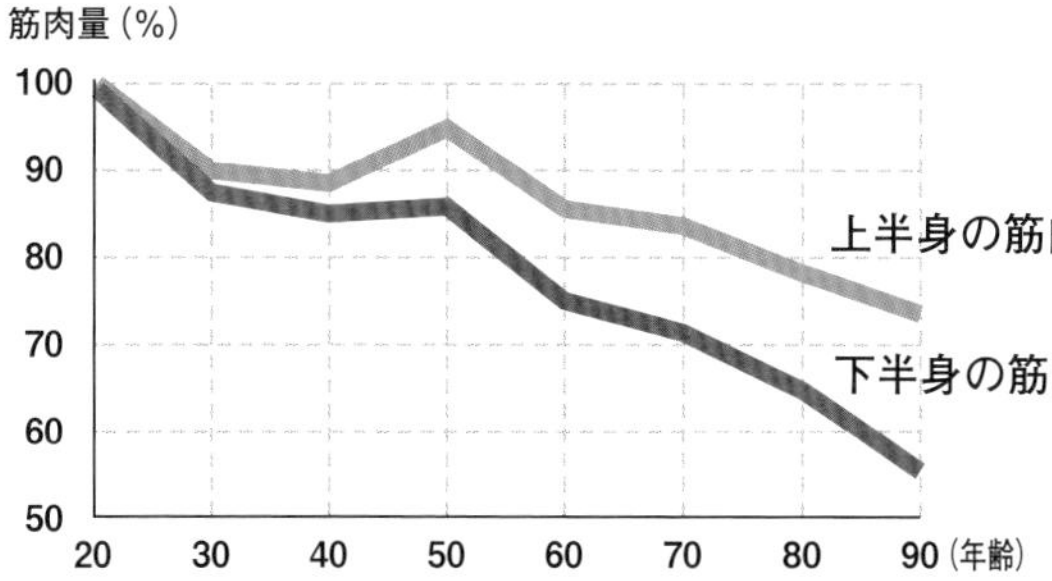

加齢に伴う上半身と下半身の筋肉量の推移（20歳を100とした場合）

出典：谷本芳美、渡辺美鈴、河野令、広田千賀、高嶋恭輔、河野公一
日本人筋肉量の加齢による特徴　日本老年医学 2010：（47）52-57
（上記を参考にわかりやすく作図）

習慣化できると、効果的に筋力がついていく

下肢の筋肉は、体のなかでもっとも大きな筋肉の集合体です。なぜ、下肢は上肢に比べて大きいのか。それは体重を支えなければならないからです。

上肢にあるようなサイズが小さい筋肉は、数キロフラムのダンベルトレーニングで筋肉はできますが、下肢は、数十キログラムといった、かなり大きな負荷をかけないと筋肉はできません。よって下半身の筋トレは辛いのです。

そこでポイントとなるのが、習慣化することです。

「筋トレは毎日行わないほうがいい」と聞いたことがあるかもしれませんが、それはアスリートやボディビルダーのように、限界まで追い込むトレーニングをしている人のための超回復理論というものです。

本書の下肢の体操は、衝撃がかからないものと、過剰にならない回数で適度なインパクトを生むもので構成しました。

毎日行っても、まったく問題ありません。むしろ、生活のなかで習慣化すると継続に繋がるでしょう。みなさんの生活のルーティンに、入れてみてください。

臀筋の筋トレ

体を支えるためにはお尻の筋肉が重要

歩き続けるためには、不安定な状況でも体を支えられることも必須です。そこで重要になるのが、お尻の筋肉、臀筋です。

臀筋は股関節の曲げ伸ばし（屈曲伸展）の動作のときに使われ、骨盤を安定させる役割があります。

臀筋には、大臀筋と中臀筋があります。脚をグッと踏み込んだとき、階段など、段差から一段下りたときなど、体がふらつかないように骨盤を後ろからグッと支え、上体を保持する役割をしているのが大臀筋です。

一方、歩くときに骨盤が左右にぶれるのを横から支え、骨盤を安定させて股関節の負担を軽減するのが、骨盤の横にある中臀筋の役割です。

二本脚で動く人間にとって、体を安定させる機能はとても大切なのです。

一時の体幹トレーニングブームで、「骨盤を安定させるには、お腹周りの筋トレをすることが重要」というイメージが拡散されました。

たしかにその要素もありますが、それよりも臀筋のほうが、バランスを保つためにははるかに大切です。

備えがなければウォーキングも逆効果

臀筋が弱い状態で長時間歩き続けると、股関節がぐらついた状態で長時間、屈曲伸展を繰り返すので、股関節痛の要因になります。股関節がぐらつくと、膝関節にも負担がかかり、膝痛の要因にもなります。臀筋無くして健康的なウォーキングはありえないということです。

昨今のウォーキングブームで、1～2時間歩き続ける方も多いと思いますが、臀部の筋トレをしないで、長時間のウォーキングをすることは、とても危険です。それだけの時間があるのであれば、30分短くし、その時間を臀部の筋トレにあててください。お尻を鍛えれば、ウォーキングが快適になります。ヒップアップもされるので、気分も上がりますよ。

下肢のおもな筋肉（背側）

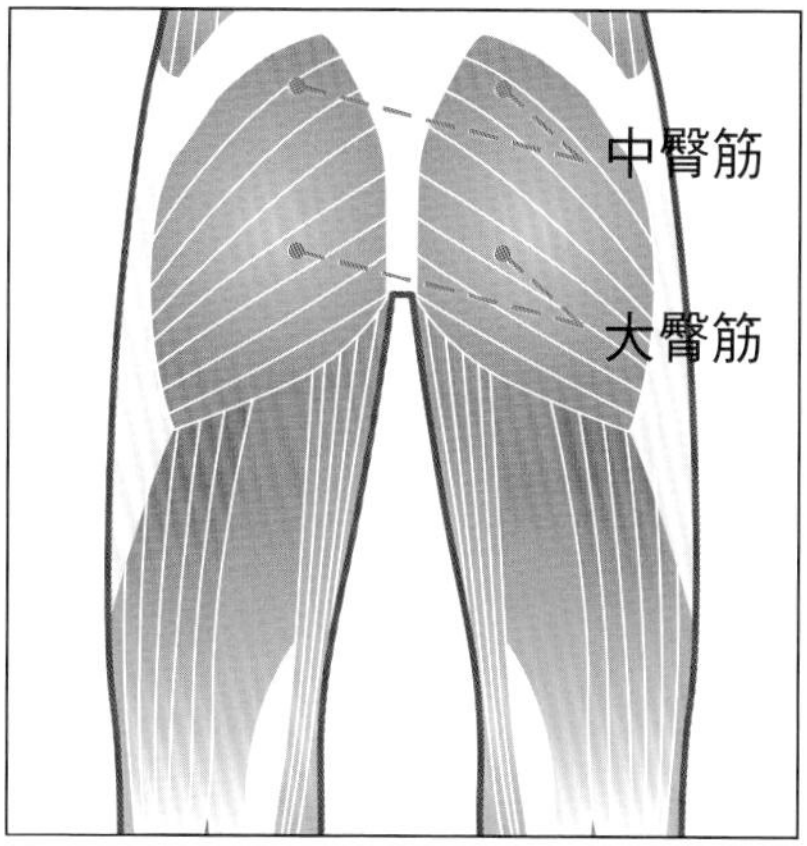

臀筋は、座っているときにクッションの役割もしています。筋肉が少なくなると、クッションなしで長時間座ることが困難になります。座布団なしでは椅子に座るのがつらいという方は、大臀筋の筋肉量が減っているサインかもしれません。

一方、中臀筋が衰えているサインは、歩いているときに、骨盤が左右に揺れるので、ベルトやスカートが回りやすくなることです。

筋力があるだけでは転倒してしまう

　バランスを保つためには、筋力があれば問題ないのでしょうか。答えは否です。なぜなら、人間は、二本の脚で直立し、いちばん重たい頭が最上部にある段階で、バランスをとるのが非常に難しい生き物だからです。

　では、なぜ人間はバランスを保てるのかといえば、脳がバランスをとるための指令を行っているからと言われています。ここでいうバランスをとるための脳とは、小脳のことです。下記の図でもわかるように、脳は各部位でそれぞれ役割が違います。

　100歳まで元気に歩き続けるためには、小脳の機能を維持することもとても大切なのです。

脳の各部位の名称と機能

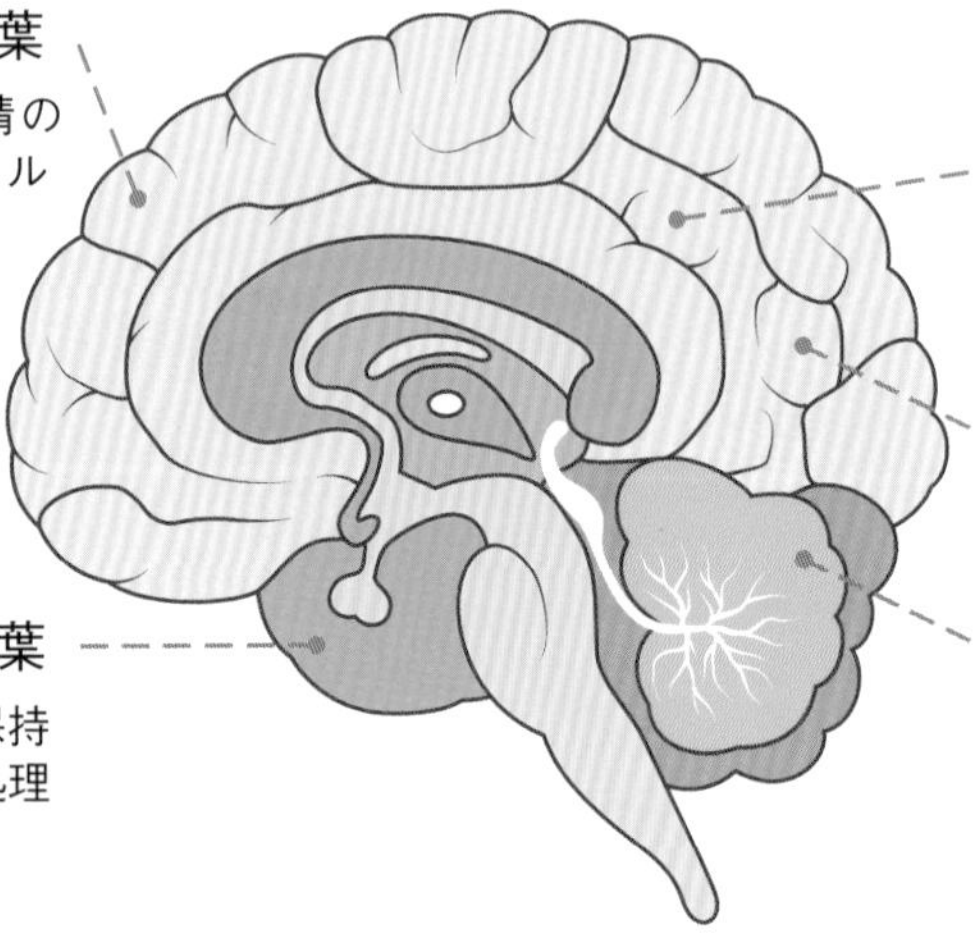

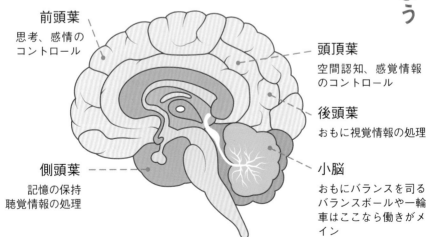

小脳を鍛えるために有効な方法

小脳を効果的に鍛えるには、どのようなことが有効なのでしょうか。

実は、椅子に座って計算問題を解いたり、クイズやパズルを行ったりするよりも、あえてバランスをとることが困難な動作をすることが小脳の機能向上に役立ちます。

また、四肢を使い、人の動きの目で見てマネをするという行動も脳をたくさん使います。ですから、１００トレの動画を見てまねていただくことは、とても有効なのです。

それから、バランスボールをお持ちの方は、ぜひ活用してください。もともとバランスボールは小児の脳性麻痺のリハビリツールとして開発されたもので、本来、小脳の機能向上を目的とされたものなのです。

先進国のなかで日本人は、もっとも座っている時間が長い国民であるといわれています。普段の椅子をバランスボールに変えれば、椅子に座っているよりも不安定になりますので、小脳がたくさん使われます。

脳は筋肉同様に何歳になっても鍛えることができます。転倒予防には下肢や臀部のトレーニングだけではなく、脳も重要なのです。

インパクト×適切な食事が骨を強くする

転倒して怖いのは骨折です。もちろん転倒しない体づくりは大切ですが、若い人でも、身体能力が高いアスリートでも転倒することはあります。

転倒したときに物を持っていたり、何かをかばったりしたら、大きな転倒になる可能性は高まります。そのような不意のアクシデントに対応するためにも、普段から骨折をしないよう骨密度を保っておくことが大切です。

1年間で身長が3センチメートル以上縮んでいると、1つひとつの背骨がつぶれたことによる、骨粗鬆症になっている可能性があります。

ですが、筋肉と同じように骨も鍛えることが可能です。

運動によって骨にインパクト（衝撃）が加えられると、骨のなかで微細骨折（マイクロクラック）という現象が起こります。さらに、食事などから摂ったカルシウム、ビタミンD、ビタミンKが、その微細骨折を修復し骨を強くしていくのです。

骨密度のピークは、20～30代あたりで、そこから徐々に低下していきます。とくに女性の場合は、閉経を迎えると急激に低下します

骨折しない生活環境を意識する

かなり高齢になってから骨折をすると手術が困難な場合があります。すると、体が動かせなくなって脳の機能低下も進み、一気に寝たきりになってしまうこともあります。

とくに、最優先に骨密度を維持しなければならない部位は脚です。腕を骨折しても自立した生活はなんとかできますが、大腿骨の骨折では、そうはいきません。ですから「脚トレ」のなかには、大きく前に踏み込んだり、ジャンプをして脚を閉じたりと、インパクトを与えるもの入れています。

高齢者向けの体操では、関節への負担を考えて、このようなインパクトが加わる動作はあまり行われないことがありますが、安全にできる体勢のもので、適度な回数の繰り返しであれば問題なくできます。

骨密度が低下する環境は、運動しない生活、階段などを使わないで、インパクトの少ない楽な環境での生活、そして食生活にあります。

充分な栄養が取れない生活を繰り返すと、骨は弱くなります。また、加工食品やお菓子などを摂ることが多くなると、リンの過剰摂取になり、骨密度を低下させてしまうのです。

膝痛改善のポイントは新陳代謝

膝痛の要因は、運動不足であることが大半です。よく比較される腰痛は心因性も関係しているといわれていますが、膝痛はあきらかに動かさないことが要因で起こります。高齢になるとよくいわれるのが、変形性膝関節症です。膝関節の軟骨組織がすり減ることによって痛みになるものです。

歳を重ねると膝が痛くなるのは当たり前と思っている方もいますが、アスリートのように限界以上の酷使を繰り返している場合は別として、普段の生活のなかでは人間の膝はそんなに簡単にすり減りません。

軟骨組織はスポンジのようなもの。体重をかけ、曲げ伸ばしを繰り返すとスポンジが押され、戻したときにスポンジが周りの水を吸うように膝の軟骨組織も関節液を吸います。そこから軟骨組織の成分を吸収し、新陳代謝を繰り返すことで丈夫な状態を保っています。つまり、動かさない時間が長くなると、その新陳代謝が起こらなくなり、結果、弱くなった軟骨組織がすり減ってしまうのです。

負荷をかけなくても動かすことで改善

ウォーキングなどでも膝関節は動かされるので充分に効果はありますが、１００トレ体操なら膝関節をかなり動かしますので、新陳代謝が促されます。ですが、変形性膝関節症の予防だけなら、68、69ページで紹介しているように、床に座ったり、椅子に座ったりしながら、ひざの曲げ伸ばしをするだけでもいいでしょう。ベッドの上で行っても構いません。

とにかく、いちばんよくないことは、膝関節を動かさないでいることです。負荷がかかっていなくてもいいので、膝関節を動かすことを心がけてください。

下肢の筋トレはちょっとキツいと感じるくらいの負荷が大切ですが、膝関節に関しては、楽ちんなもので結構です。

ひざが痛いと、運動をする気にはなかなかなれないですよね。すでに変形性膝関節症になっている方は、ドクターから指示をもらい、適切な運動をしてください。

もしも軽症であれば、運動によって痛みが軽減する可能性は充分にあります。いまからでも間に合います。

時間ではなく心拍数で効果的な負荷をかける

いつまでも歩ける体でいたい。それはどのくらいの距離でしょうか？

近くのスーパーマーケットまで歩ければいいのか。それとも旅先で自分の脚で歩いて観光するレベルなのか。

もしも後者であれば、心肺機能も鍛えてください。階段を昇ってすぐに息が切れる、人と一緒に歩いていていると着いていけない。そのような状態は、充分に予防、軽減できます。筋トレと同じように、心肺機能もトレーニングで強化できるのです。

ただ、たとえ50～60分間連続して掃除したり買い物をしたりしても、心肺機能を改善するための充分な運動にはなりません。

つまり、下肢の筋トレと同様に、ある程度、息が弾み、ちょっとキツいと感じる負荷を、有酸素運動などで心肺に与えることが必要なのです。

実際の体で起こっていることと、主観的に強度を受けとめることには誤差があるので、左記の表を目安に、体操、運動をしているときに、心拍数を測ってみることをおすすめします。

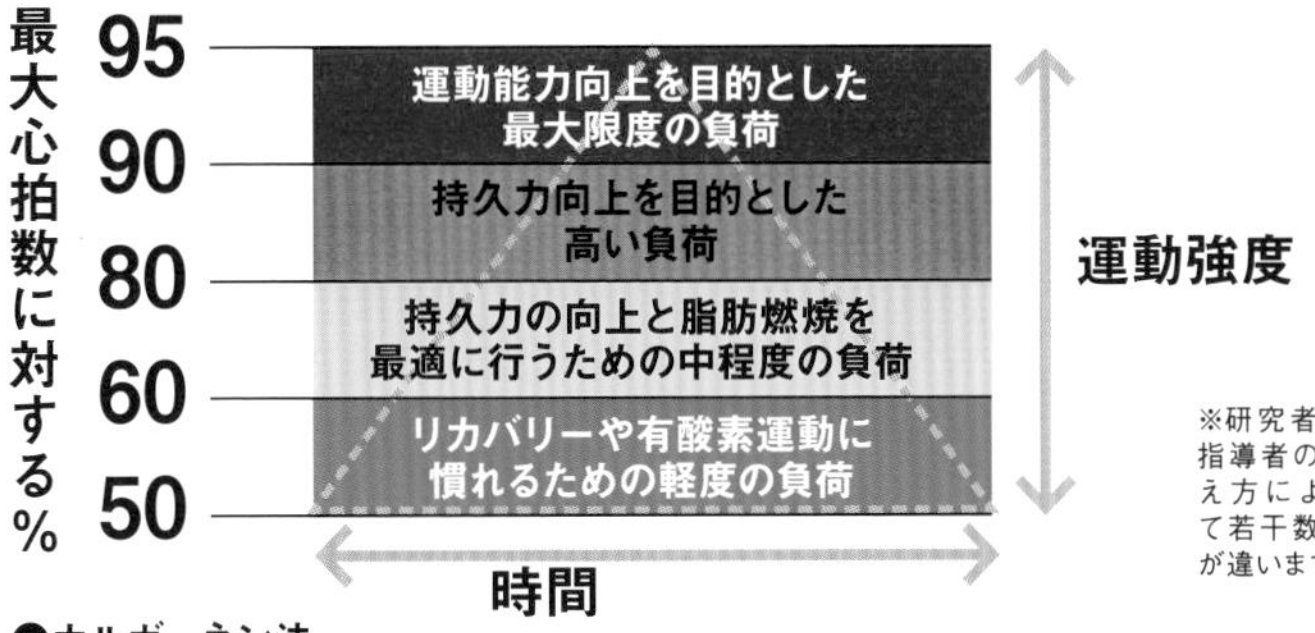

※研究者や指導者の考え方によって若干数値が違います。

●カルボーネン法

（220－年齢－安静時心拍数）× 目標運動強度（%）＋ 安静時心拍数 ＝ 目標心拍数（ターゲットハートレート）

例）脂肪燃焼目的　年齢 40 歳　安静時心拍数 65 拍 / 分の場合

(220-40歳 - 65拍 / 分) × 0.6 ～ 0.8 ＋65拍 / 分 ≒ 134 ～ 157（ターゲットハートレート）

強度の高いものと低いものを繰り返す

１００トレ体操は連続して行うので、その回数と時間であれば、有酸素運動のように、ある程度まで心拍数はあげられるでしょう。

とくに、バンザイスクワット（30、31ページ）は、手を上げることと、下肢の筋肉を連続で素早く繰り返して動かすために、心拍数を上げやすく、心肺機能のトレーニングにも最適です。

さらに負荷をかけたい方は、ジョギングやインターバルトレーニングがおすすめです。心肺機能は、強度の高いものと低いものを繰り返し何度も与えられると、より効果的に強くなる特性があります。たとえば、あそこの信号までは駆け足、次の信号まではゆっくり歩く、また次の信号までは駆け足というように、交互に行うのもいいでしょう。

Level 1 ★

① 指折り数えスクワット

10回 × 2セット

スタートポジション

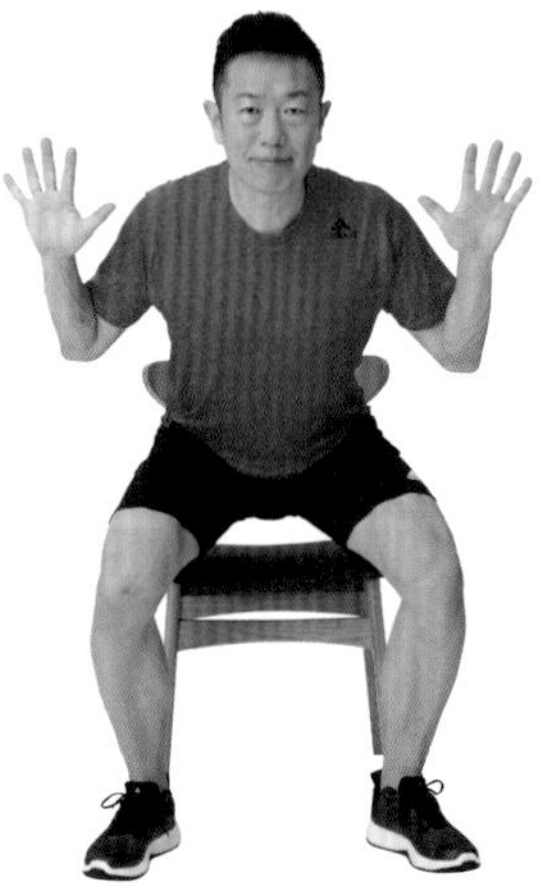

1

脚を開いて、椅子に座った状態から、体を前傾させ、お尻を少し浮かせる。両手を開いて顔の高さくらいまで上げる。

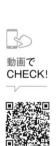

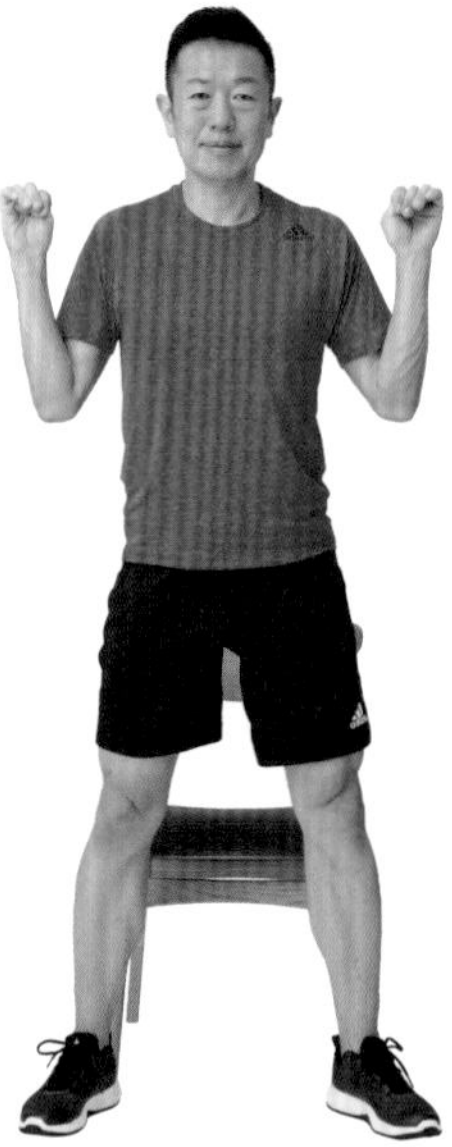

2

1から5までの数字を口にしながら、同時に指折り数えて5秒かけて立つ。一拍おいて、5秒かぞえながら1の体制に戻す。

動画でCHECK!

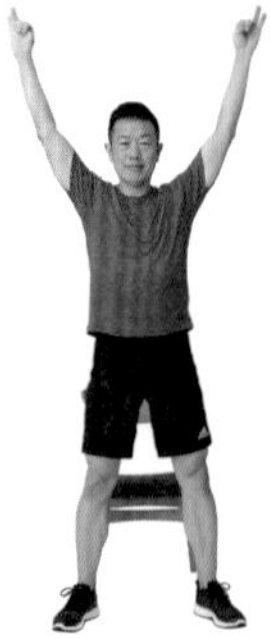

応用編
強度UP

バンザイ指折り数えスクワット

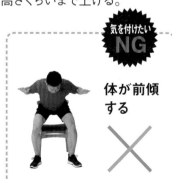

気を付けたい NG

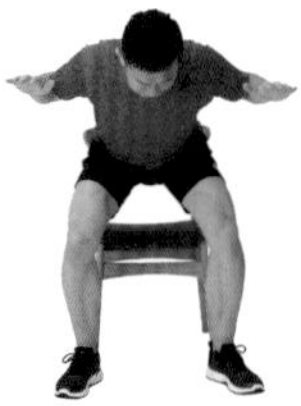

体が前傾する

×

脚の筋力がつく

Level 2 ★★

② 脚前後バンザイスクワット

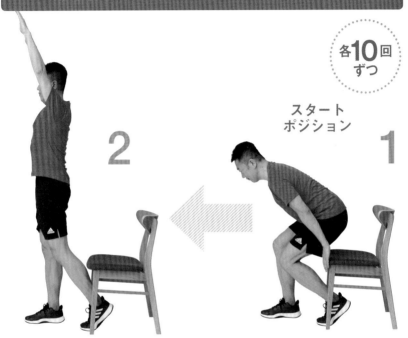

各10回ずつ

詳しくは、
34、35ページを参照

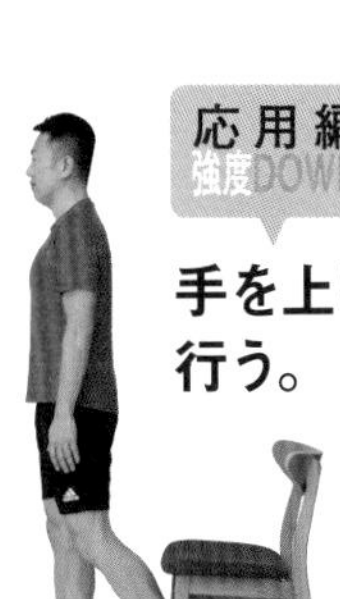

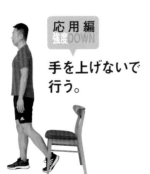

応用編 強度DOWN

手を上げないで行う。

動画でCHECK!

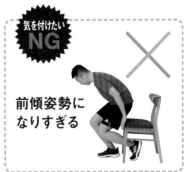

気を付けたい NG

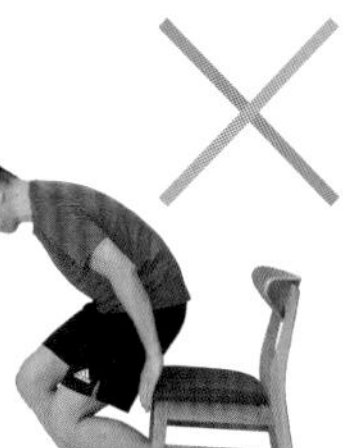

前傾姿勢になりすぎる

下肢の筋トレⅡ

Level 3　★★★

③ 踏み込み

各10回ずつ

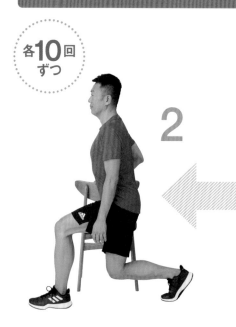

スタートポジション

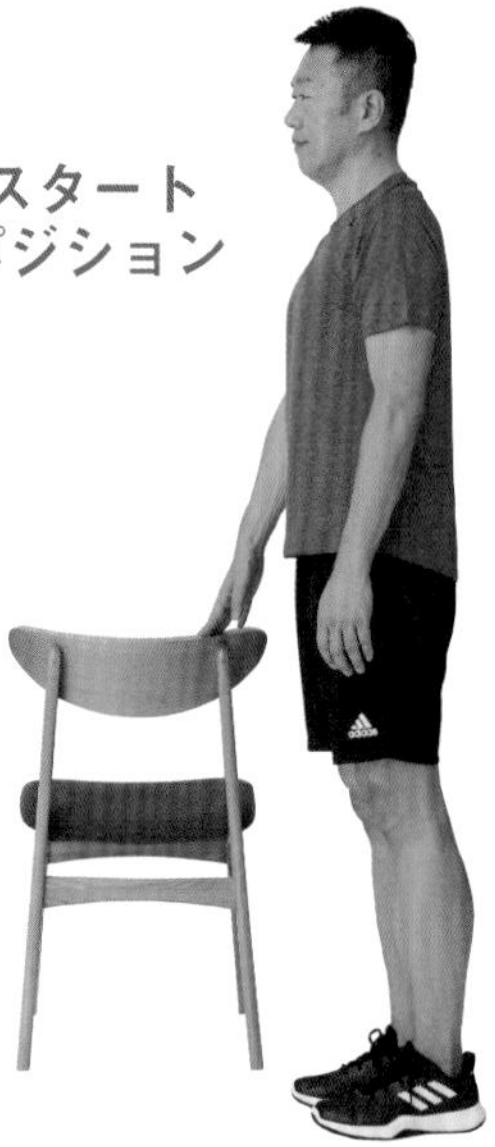

1

椅子の後方に立ち、椅子に近いほうの片手で椅子の背もたれに手をかける。

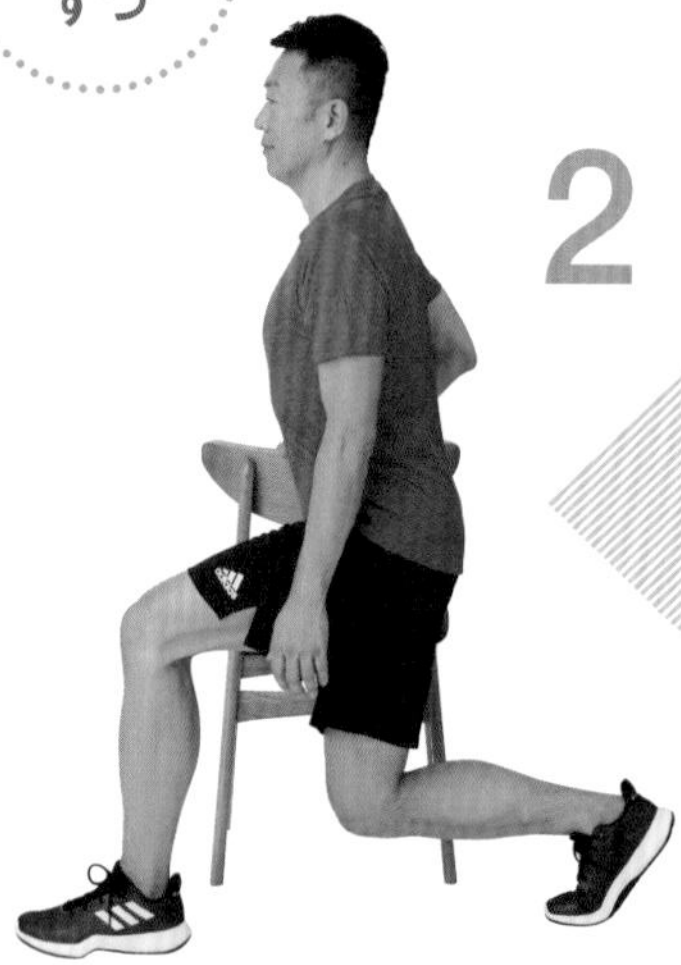

2

椅子の背もたれに手をかけたほうと同じ側の片脚を大股一歩分、前に踏み出し上体を沈める。前側の足で床を蹴って元に戻す。逆も同様に行う。

応用編
強度DOWN

歩幅を狭くする

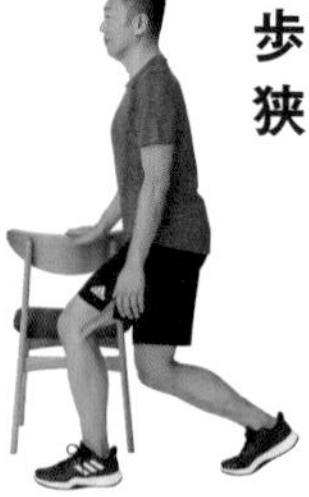

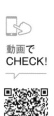

動画でCHECK!

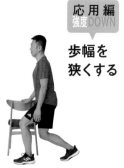

気を付けたい
NG

膝が内側にはいると膝痛のリスクに

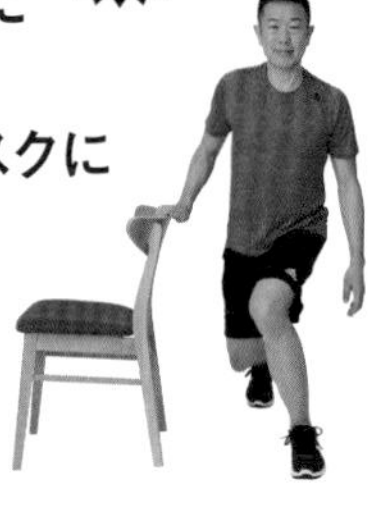

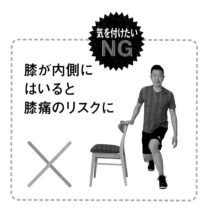

歩く力、バランス力がつく

Level 4 ★★★★

④ 一本立ち

スタートポジション

各10回ずつ

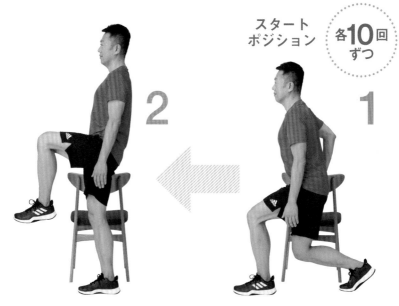

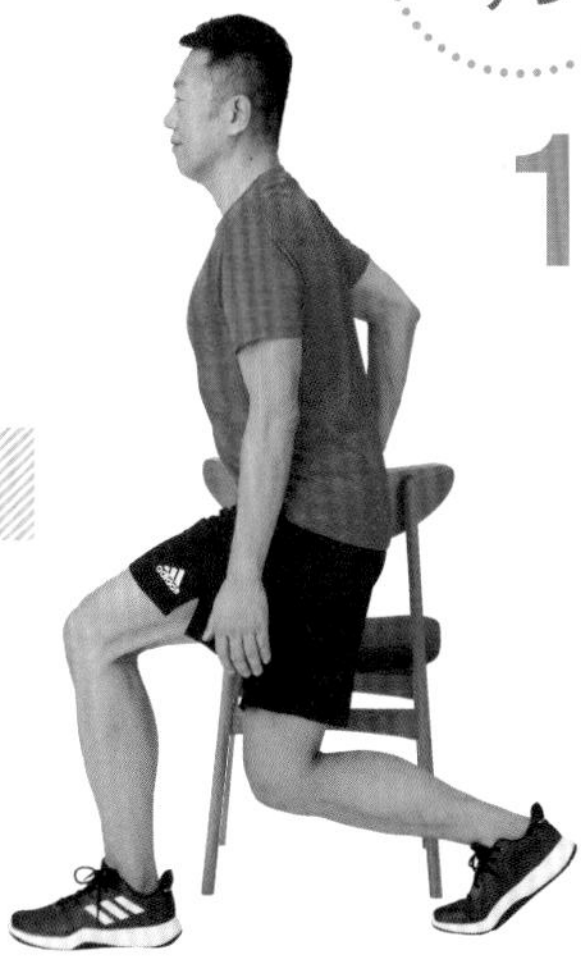

1

椅子の背もたれをつかんだ手でバランスをとりながら、片脚を大股一歩分、前に踏み出し上体を沈める。

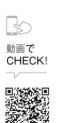

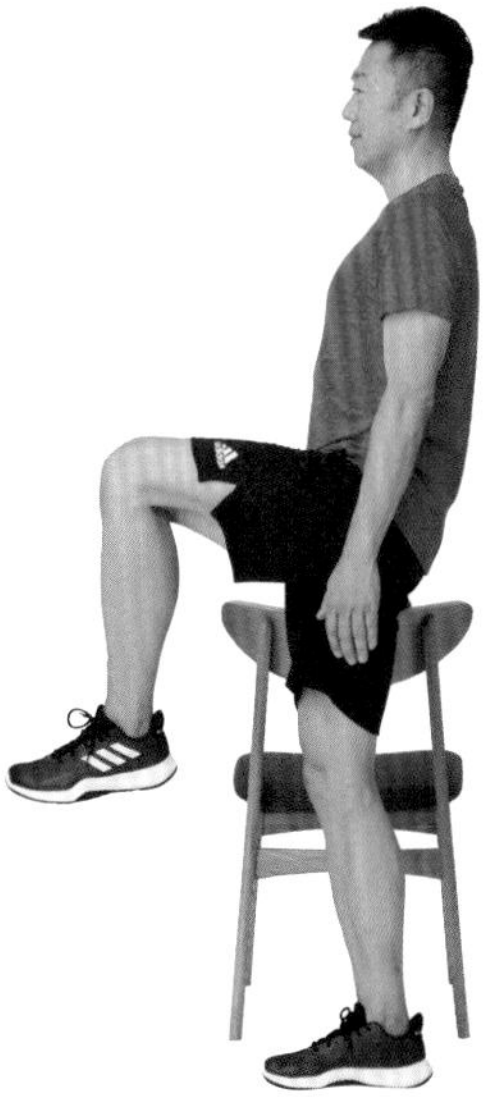

2

椅子の背もたれをつかむ手とは逆脚の腿を胸のほうに近づける。膝と腰が水平になる状態で5秒静止して、1の状態に戻す。逆も同様に行う。

動画でCHECK!

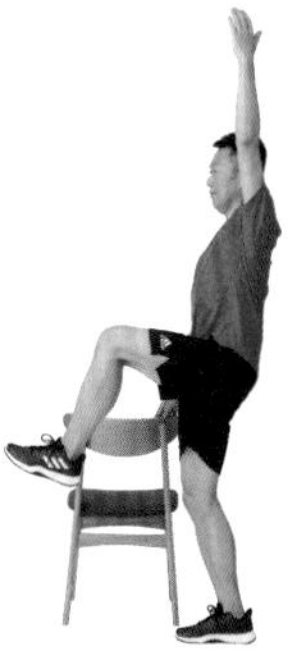

応用編 強度UP

腕上げ一本立ち

(36、37ページ参照)

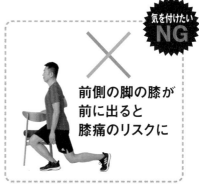

気を付けたい NG

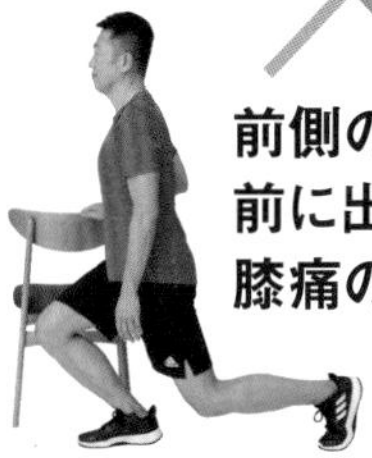

前側の脚の膝が前に出ると膝痛のリスクに

Level 1 ★

⑤ 腿上げ

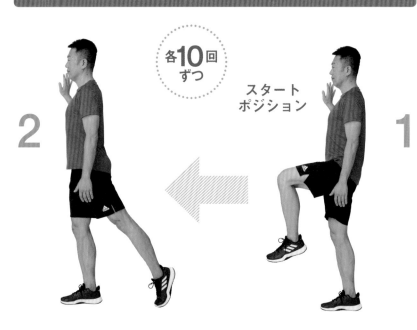

各10回ずつ

1

スタートポジション

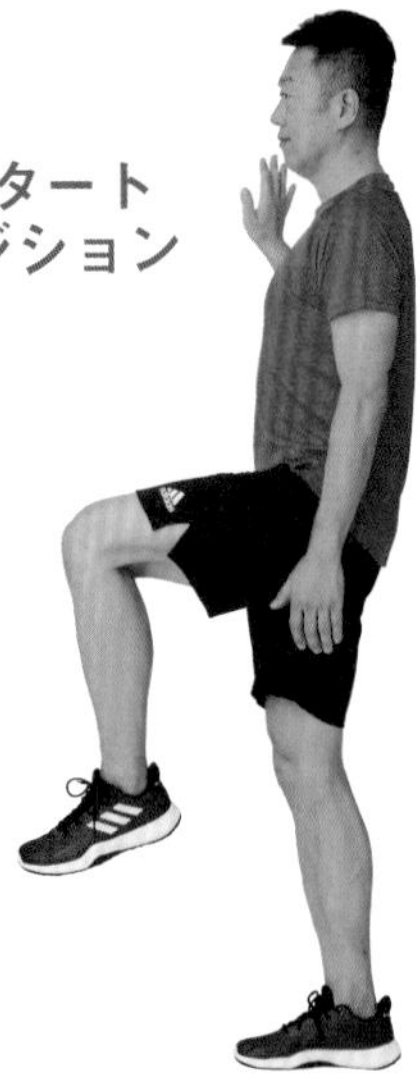

片手を壁について立ち、壁と反対側の脚の腿を床と平行になるように引き上げる。

2

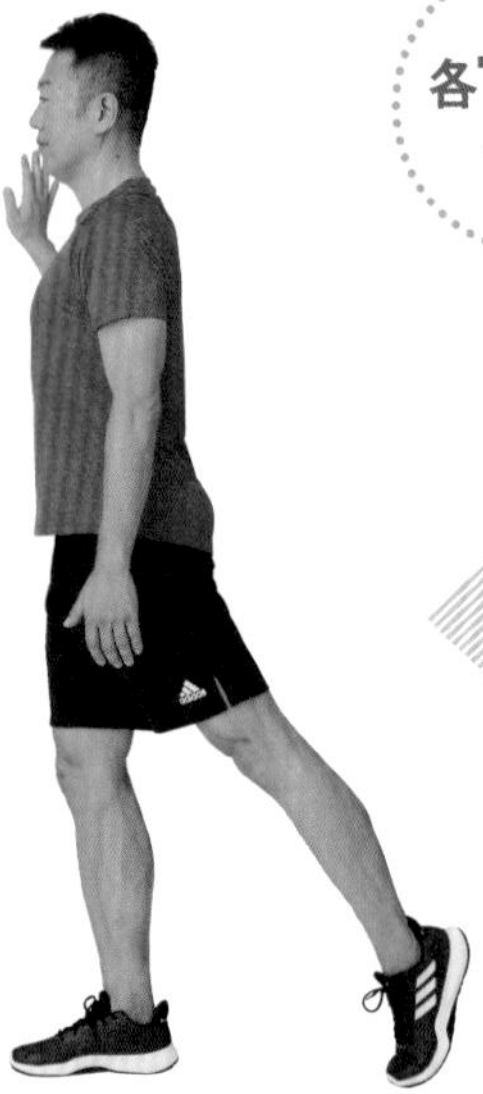

引き上げた脚を一歩後方に引き下ろす。勢いをつけて上げたり下ろしたりすると、腰に負担がかかるので注意する。逆も同様に行う。

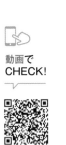

応用編
強度DOWN

椅子の背もたれなどに両手をついて行う

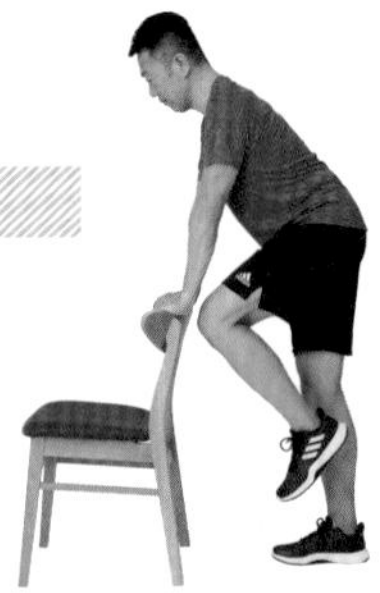

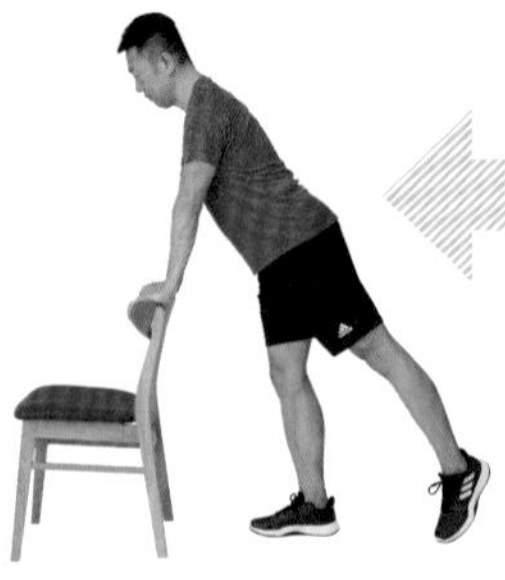

動画でCHECK!

不安定でも体を支える

Level 2 ★★

⑥ お尻アップ

10回×2セット

1 スタートポジション

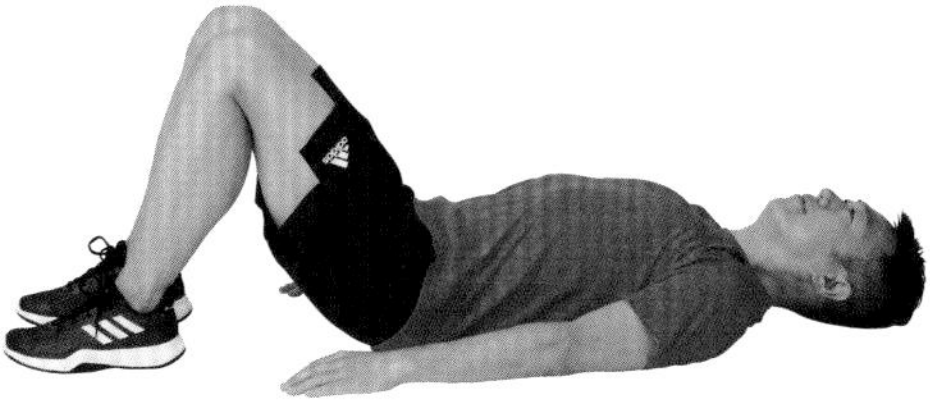

仰向けに寝て、両膝を立てる。

2

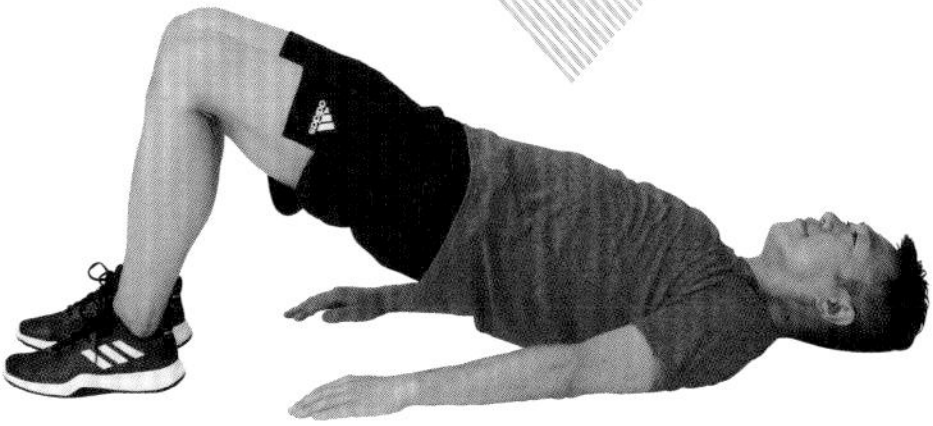

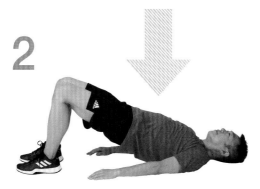

両足をしっかりと床に着けたまま、膝から胸が一直線になるように、4秒かけて持ち上げ、1秒静止し、4秒かけて1に戻る。

応用編 強度UP

片脚を反対の脚にかける

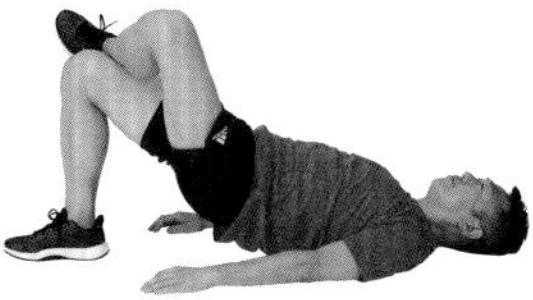

気を付けたい NG

膝を曲げすぎると膝痛リスクが高まる

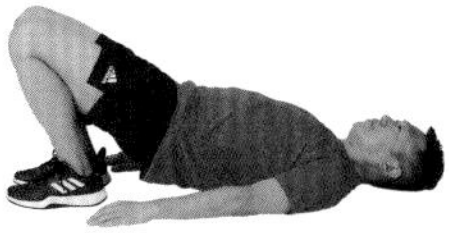

動画でCHECK!

Level 1 ★

⑦ 膝上げ

各10回ずつ

1

スタートポジション

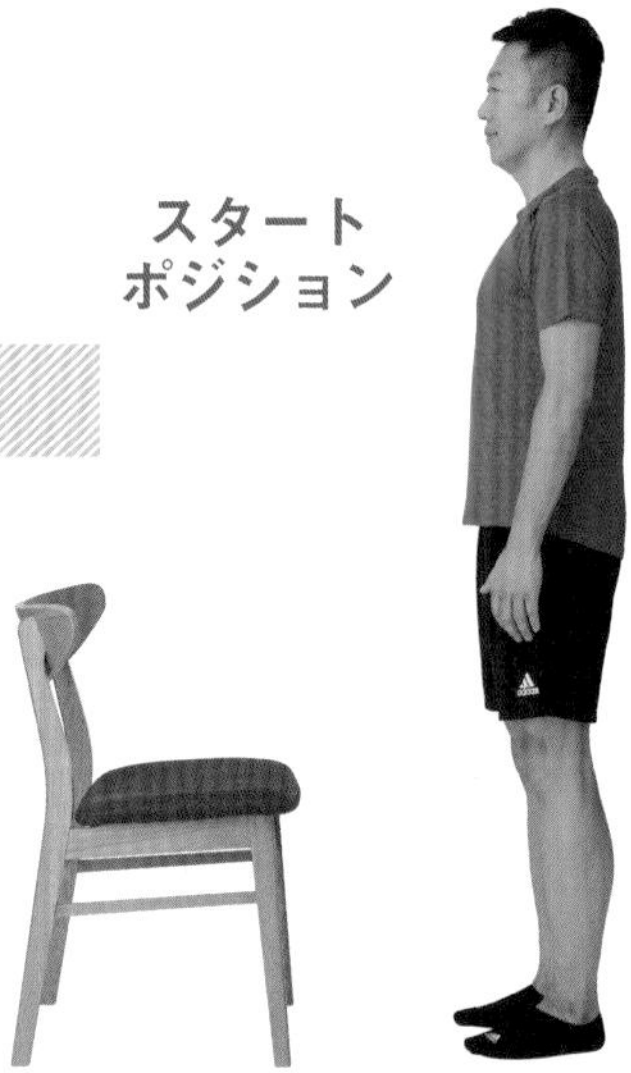

椅子から一歩下がったところに立つ。

2

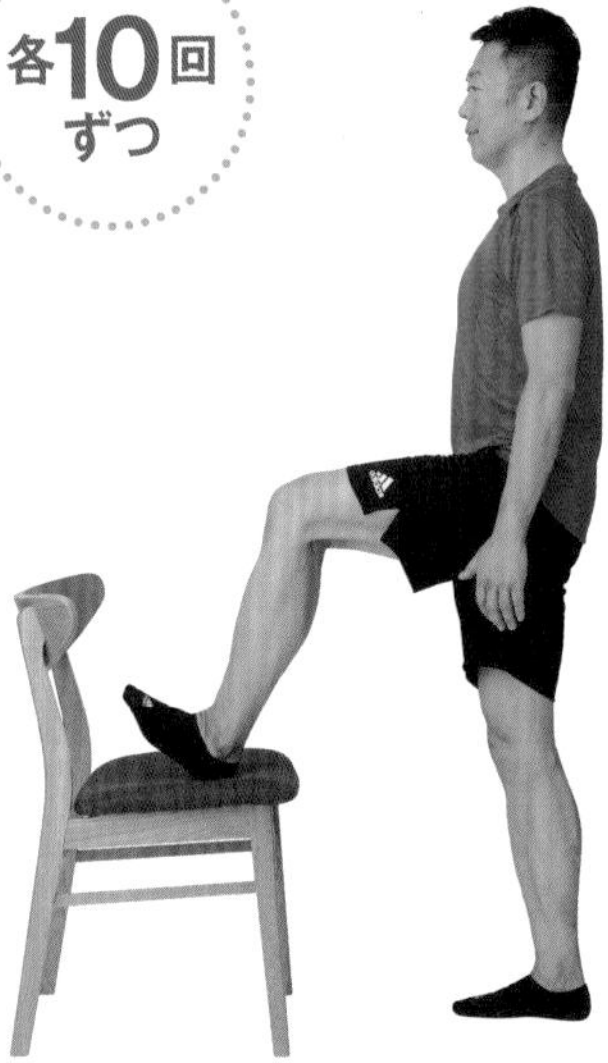

片方の脚を椅子の座面に上げる。バランスを崩したときに必ず体を支えられる環境で行う。逆も同様に行う。

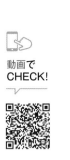

応用編
強度DOWN

片手を壁につく

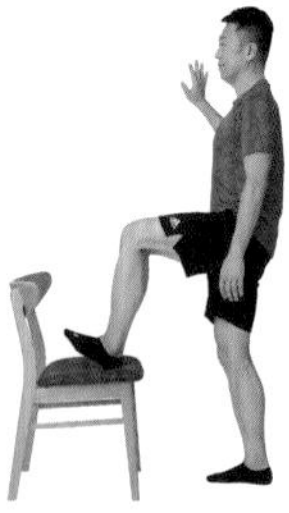

気を付けたい
NG

前傾姿勢になる

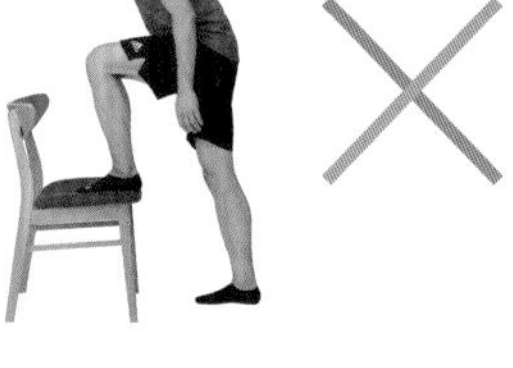

動画で
CHECK!

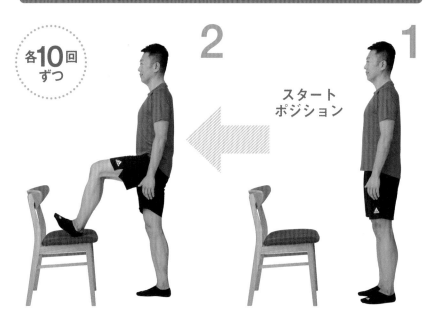

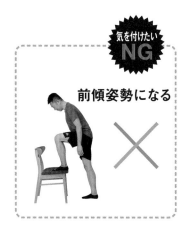

Level 2 ★★

8 片脚立ちバランス

左右交互
5回ずつ

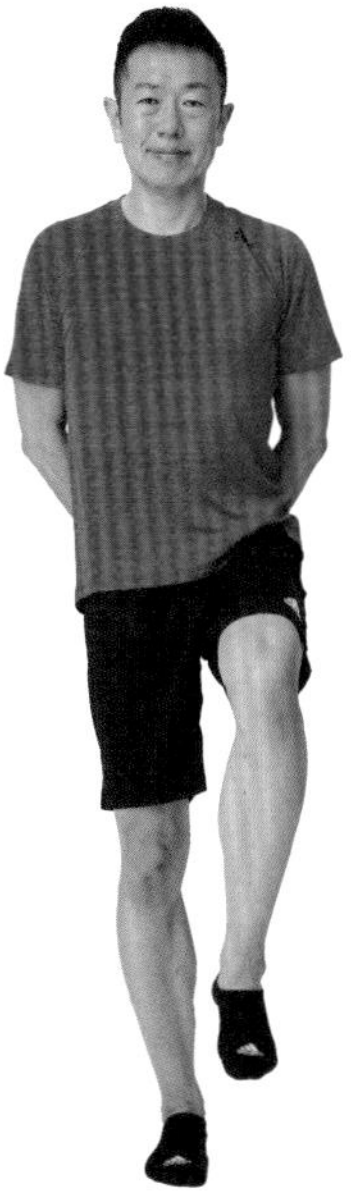

動画で
CHECK!

立った状態から、片脚の腿が床と水平になるように上げる。その状態で5秒間静止してバランスを保つ。バランスを崩したときに必ず体を支えられる環境で行う。逆も同様に行う。

応用編
強度UP

脚と一緒に反対の手も上げる

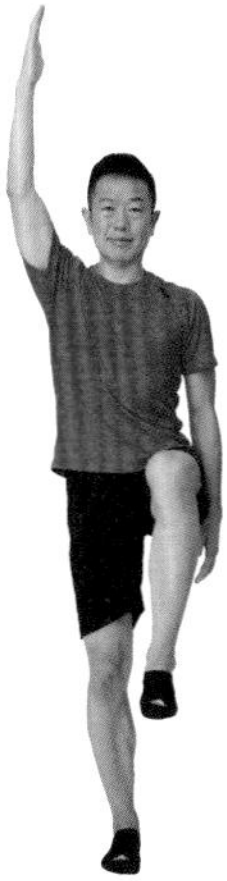

応用編
強度UP

腿の後ろで手を組む

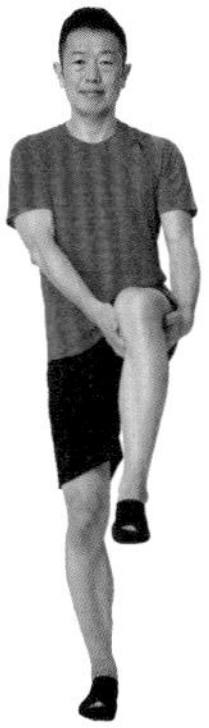

Level 1 ★

⑨ 横に踏み出し

各10回
×
2セット

1

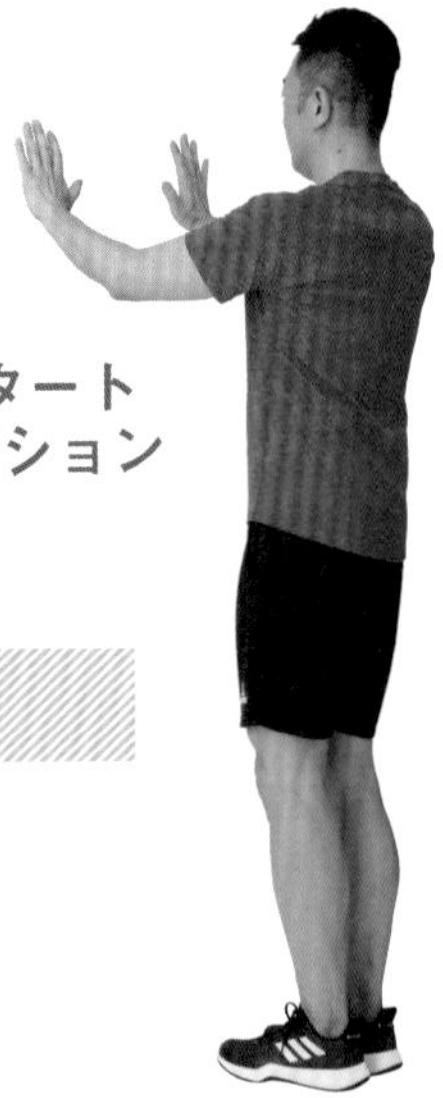

スタート
ポジション

壁に両手をついて立つ。

2

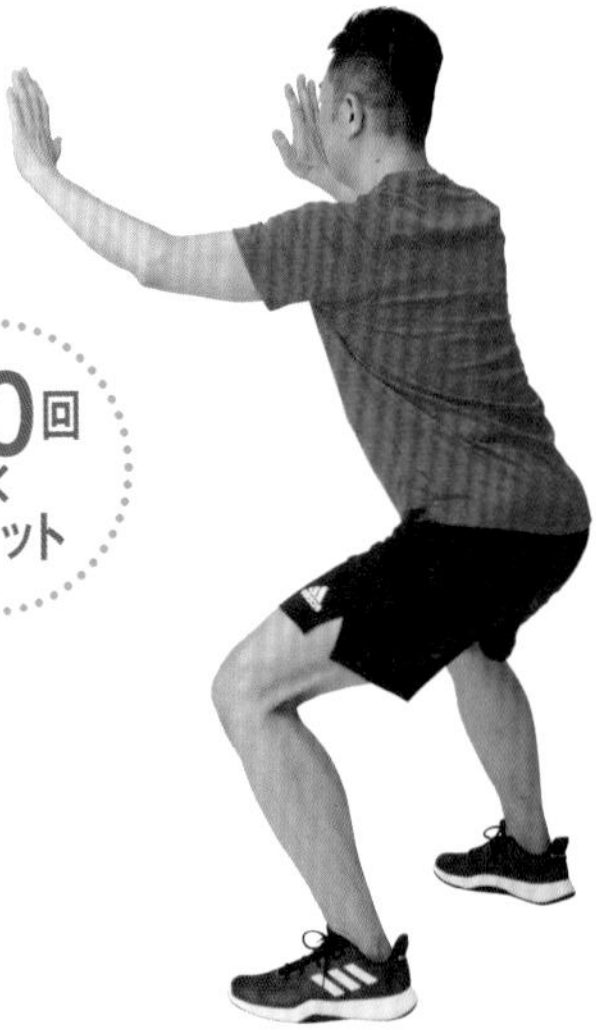

片方の脚を横に一歩踏み出し、同じ側の手も連動させ、上体を沈める。膝とつま先の方向がそろうように気をつける。逆も同様に行う。

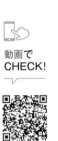

応用編
強度UP

膝を上げてから
サイドに踏み出す

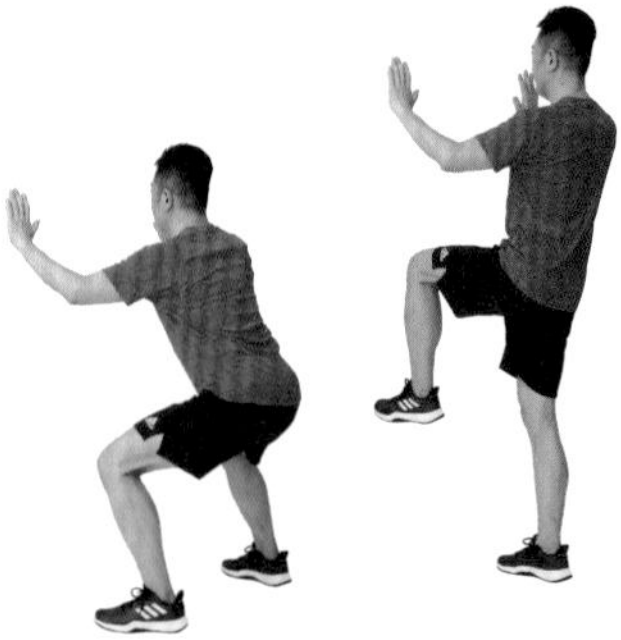

動画で
CHECK!

Level 2 ★★

⑩ ジャンプして閉じる

10回 × 2セット

1

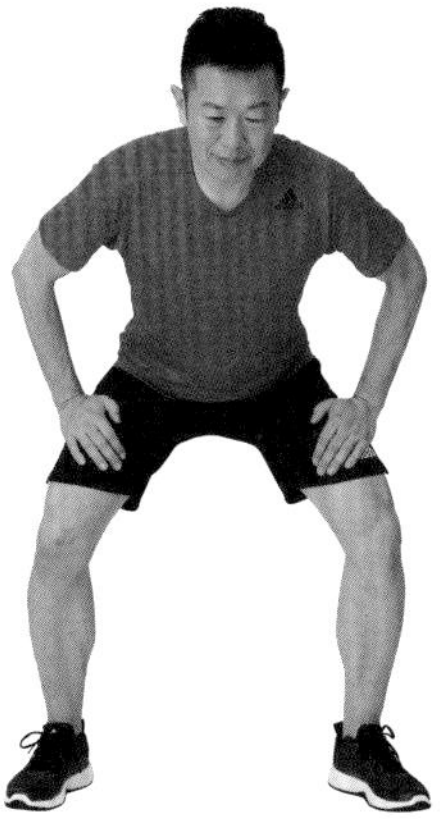

脚を大きく広げ、両脚の腿のうえに両手を置いて上半身を沈める。

2

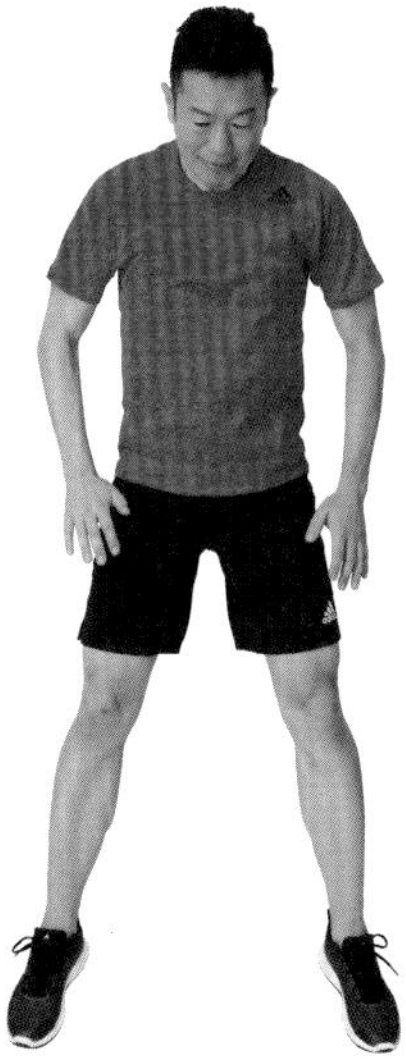

その状態から真上にジャンプし、脚を閉じながら着地する。

3

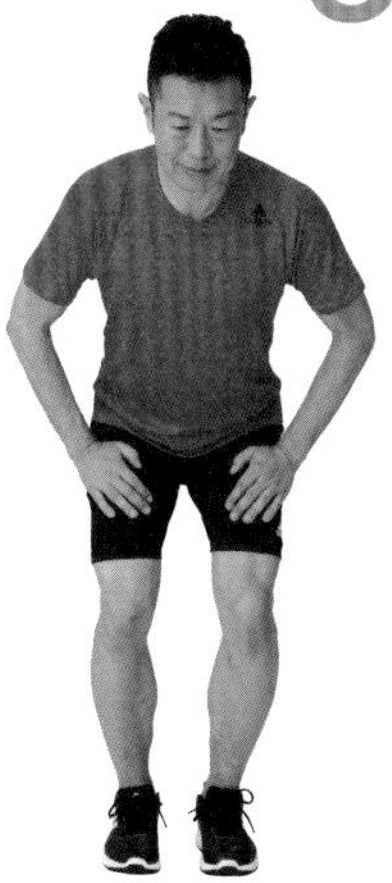

その際に、膝痛予防として、膝を曲げた状態で着地する。

動画でCHECK!

応用編 強度DOWN

椅子つかみ骨ジャンプ

(38、39ページ参照)

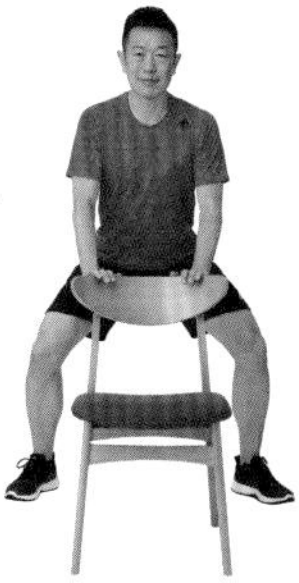

Level 1 ★

⑪ 膝タオルつぶし

各10回ずつ

スタートポジション

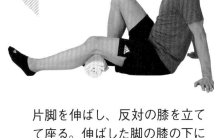

1

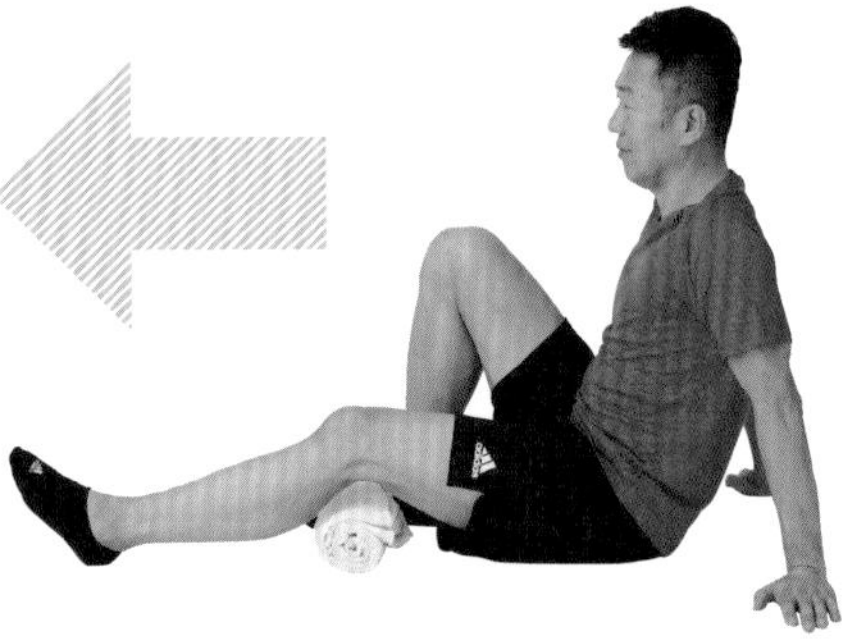

片脚を伸ばし、反対の膝を立てて座る。伸ばした脚の膝の下に丸めたタオルやクッションを置く。両手を後ろについて、上体を後ろに傾ける。

2

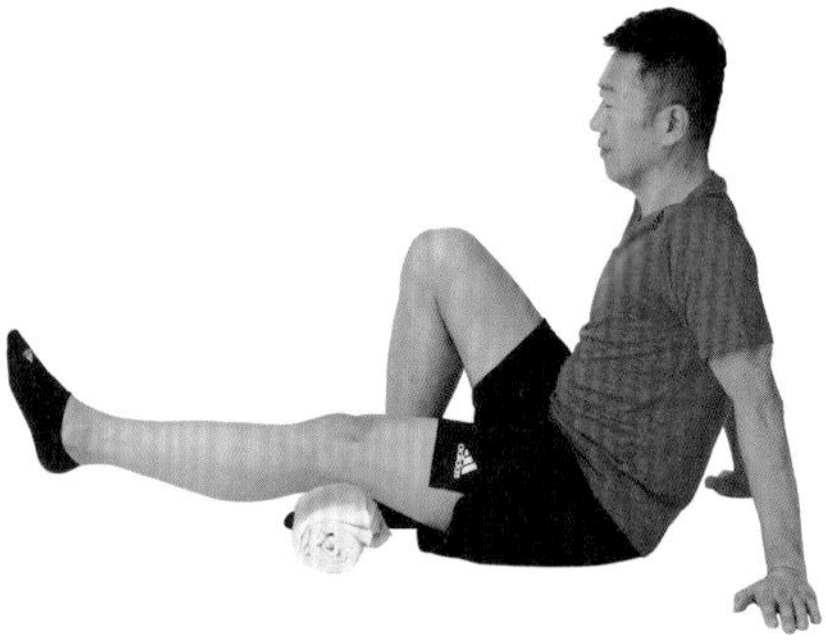

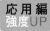

膝の裏でタオルを押しつぶすように、膝を真下に押し下げ、完全に伸びたら３秒間静止する。逆も同様に行う。

応用編 強度UP

椅子やソファーを使う

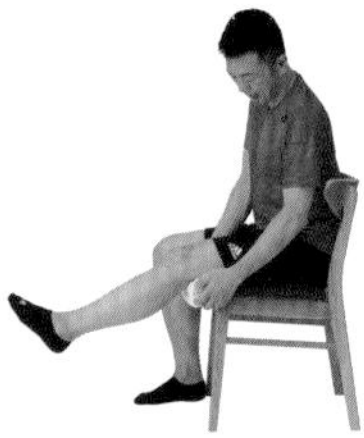

気を付けたい NG

足首を曲げすぎる

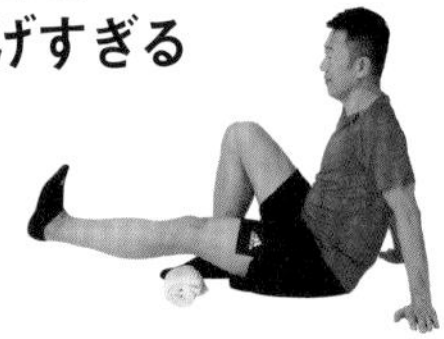

動画でCHECK!

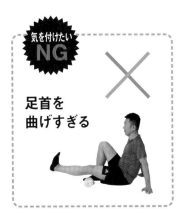

膝痛を予防する

Level 2 ★★

⑫ 膝伸ばし

各10回ずつ

スタートポジション

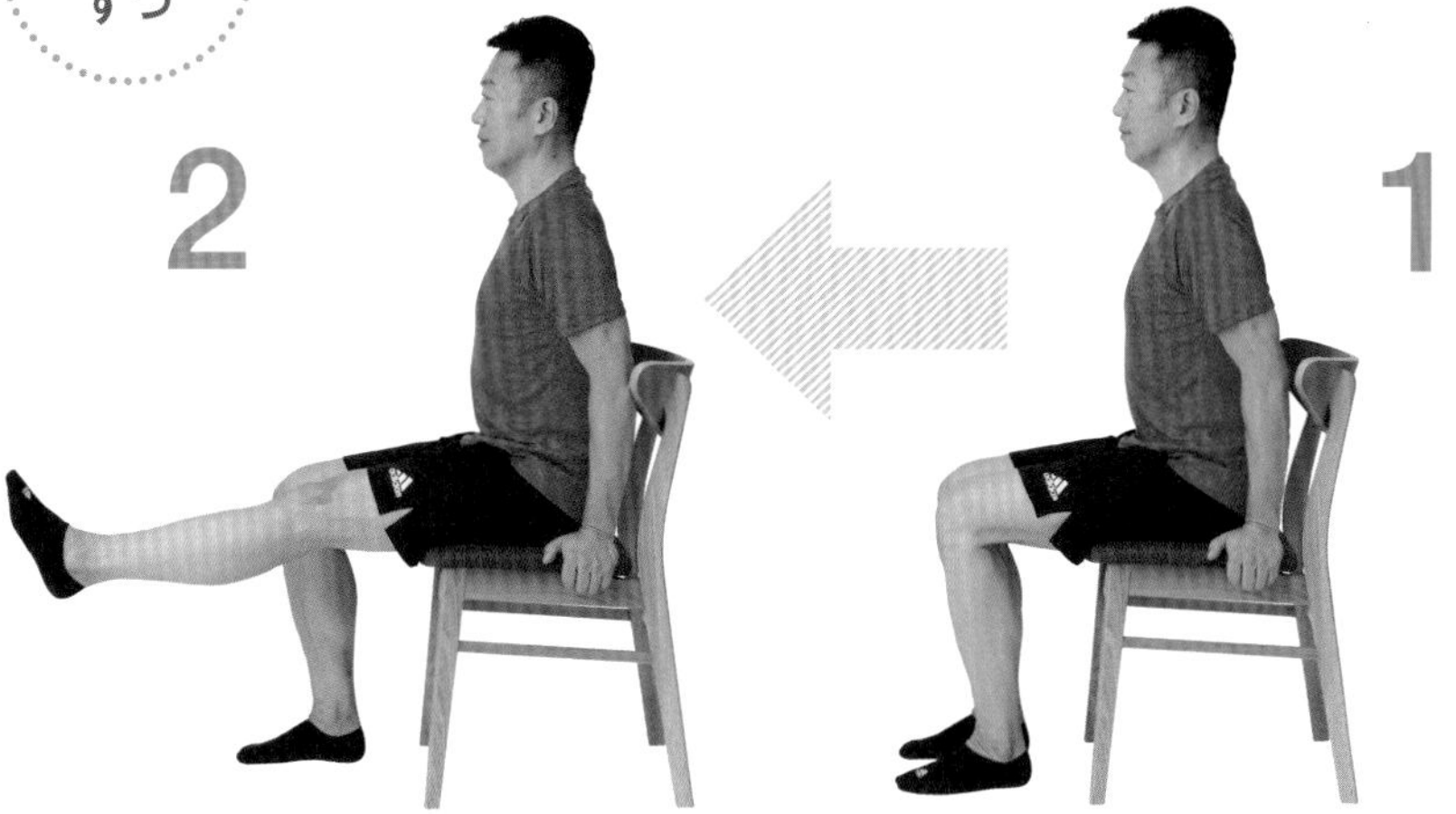

椅子に座り、両手で座面をつかむ。

片方の脚がまっすぐになるところまで4秒かけて伸ばす。一拍置いて、4秒かけて1の状態に戻す。逆も同様に行う。

応用編 強度UP

両脚同時に行う

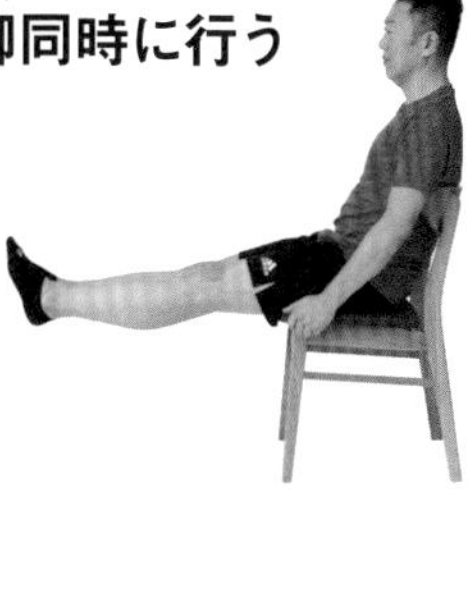

応用

お風呂の中で行う

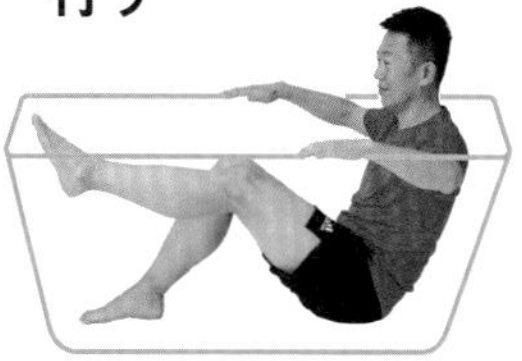

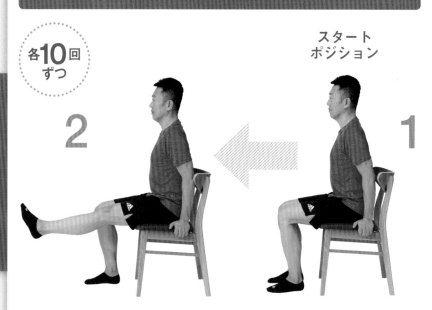

動画でCHECK!

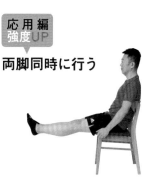

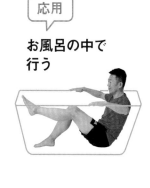

13 バンザイスクワットと足踏みのミックス

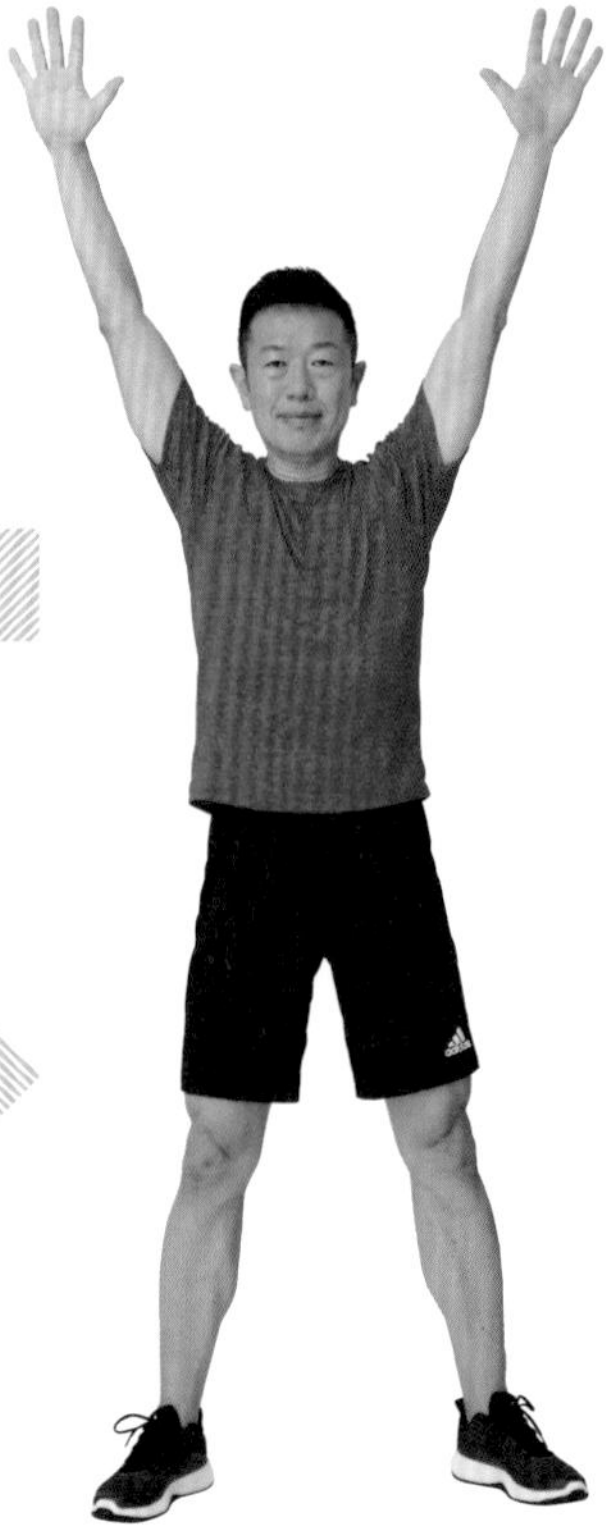

1 スタートポジション

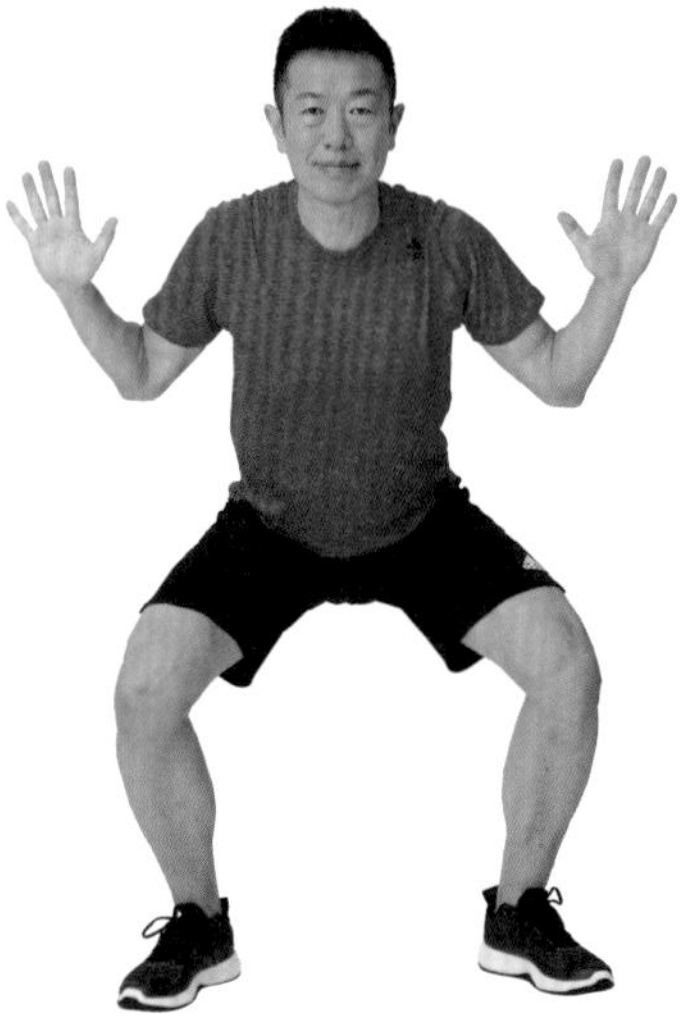

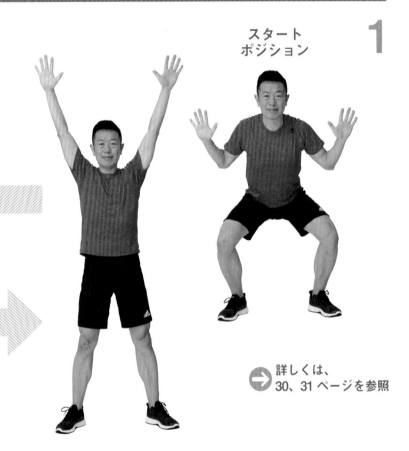

詳しくは、
30、31 ページを参照

応用編 強度DOWN

手を上げなくてもOK

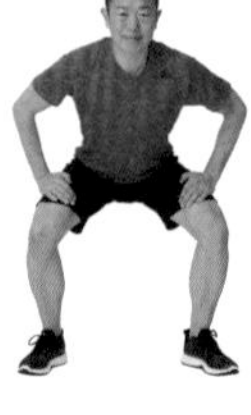

すぐに息がきれなくなる

初級 5 分
中級10分
上級15分

足踏み10回 ＋ スクワット3セット

2

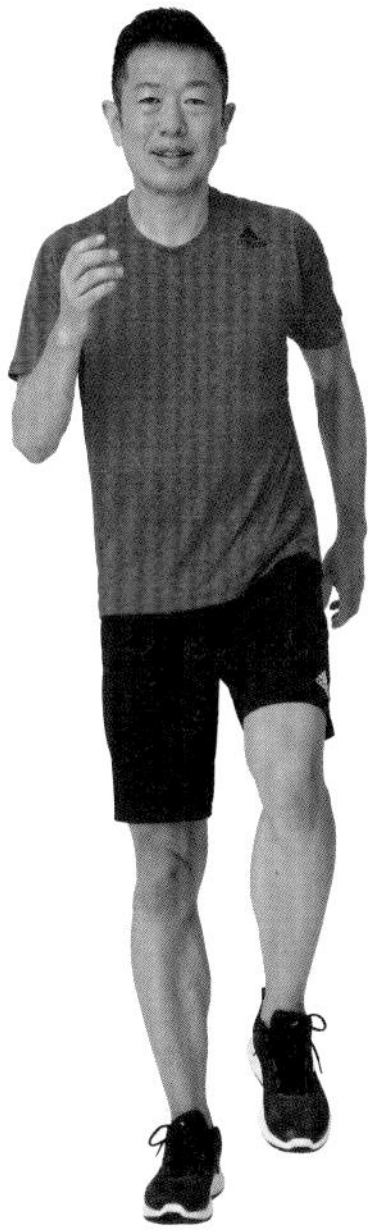

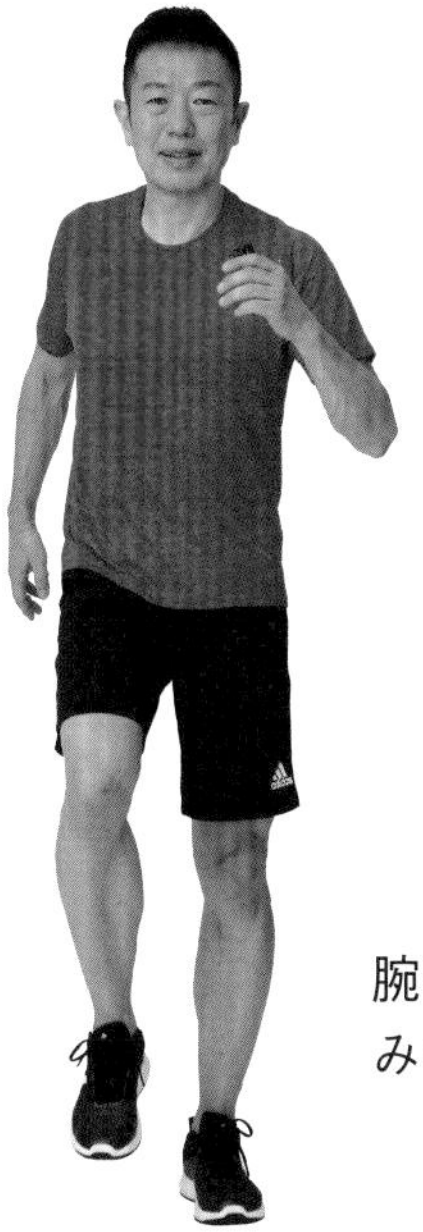

腕を振りながら、その場で足踏みをする。

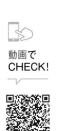

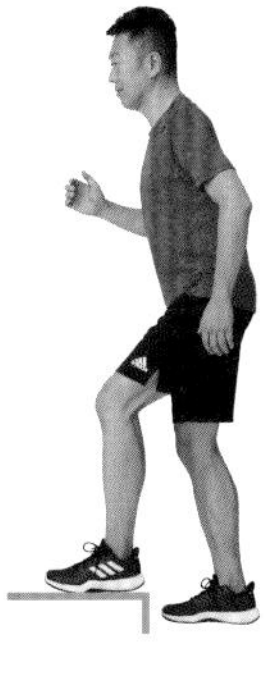

応用

STEP台（踏み台）を使ってもOK

動画でCHECK!

のストレッチ

① 腿の裏のストレッチ

各30秒ずつ

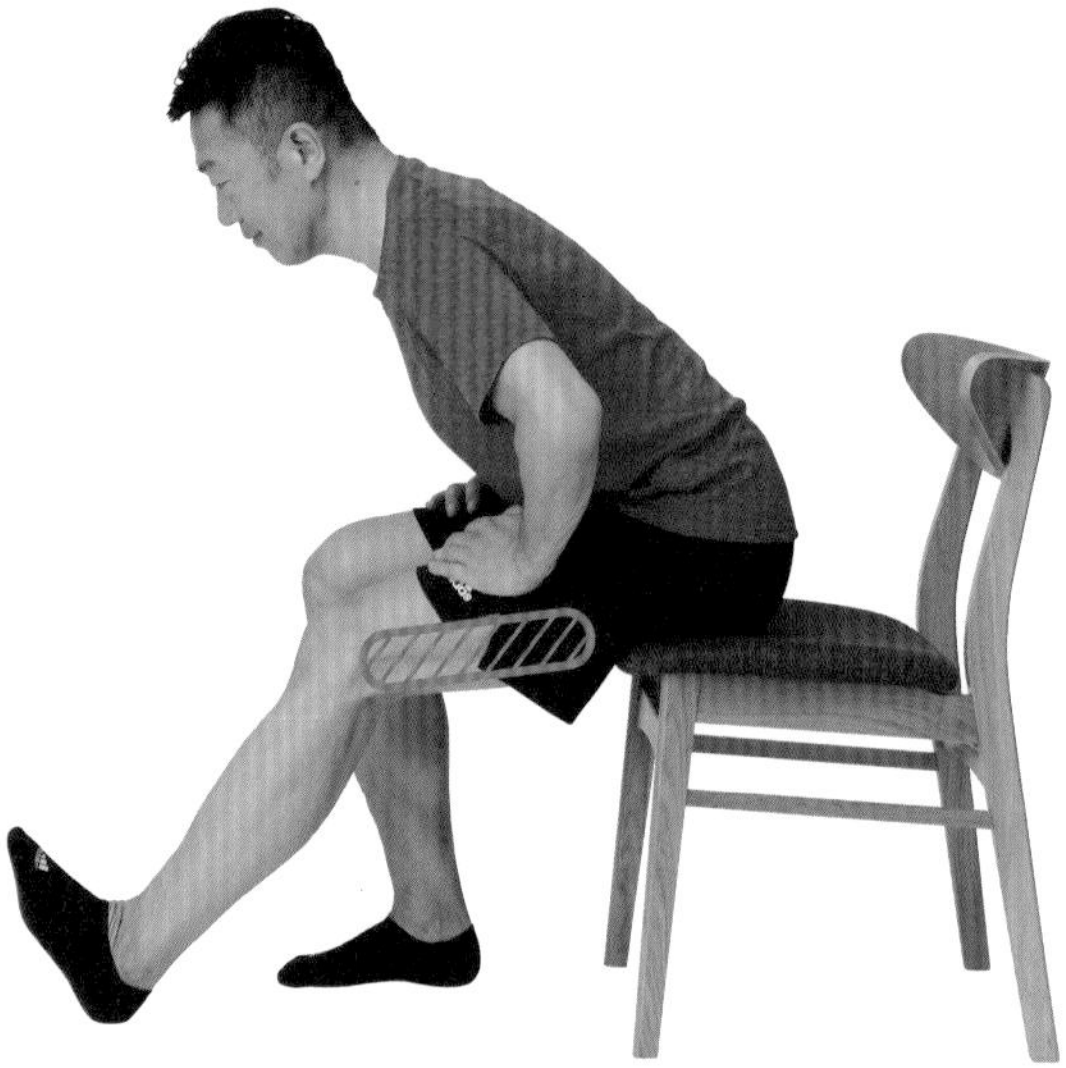

①両脚を前後に広げて座る。
②前に出した脚のかかとを地面につけ、つま先を上げる。
③太腿に両手を置き、背筋を伸ばしたまま上体を前傾姿勢に。
④膝は伸ばしすぎず、少し緩めて 30 秒間キープ。
⑤逆も同様に行う。

歩けるために必要な筋肉

② ふくらはぎのストレッチ

各30秒ずつ

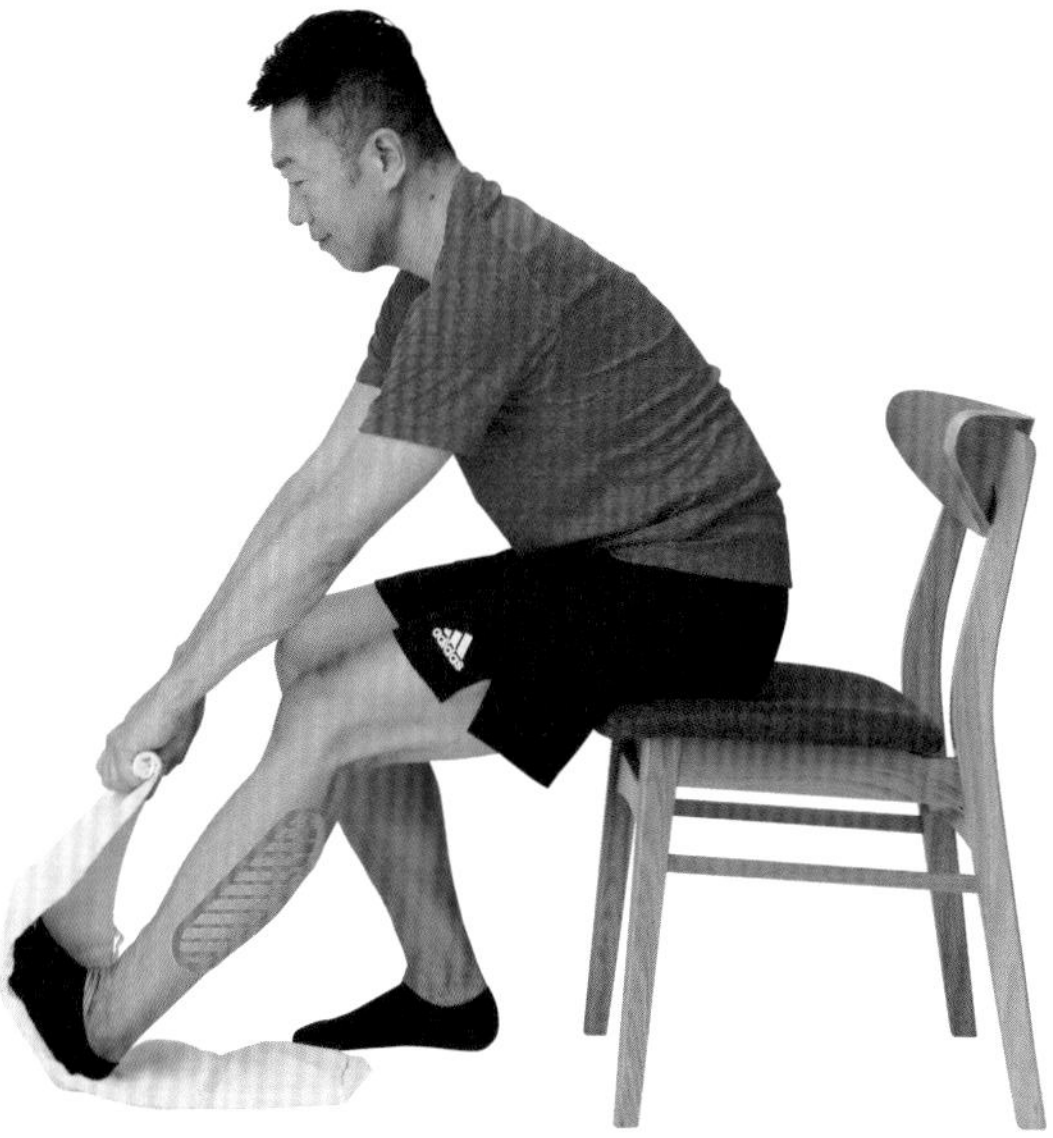

①両脚を前後に広げて座る。
②前に出した脚のかかとにタオルを敷き、タオルの端を両手でつかむ。
③タオルをかかとで押さえながら、両手でタオルを引き上げる。
④膝は伸ばしすぎず、少し緩めて 30 秒間キープ。
⑤逆も同様に行う。

のストレッチ

③ 股関節のストレッチ

各30秒ずつ

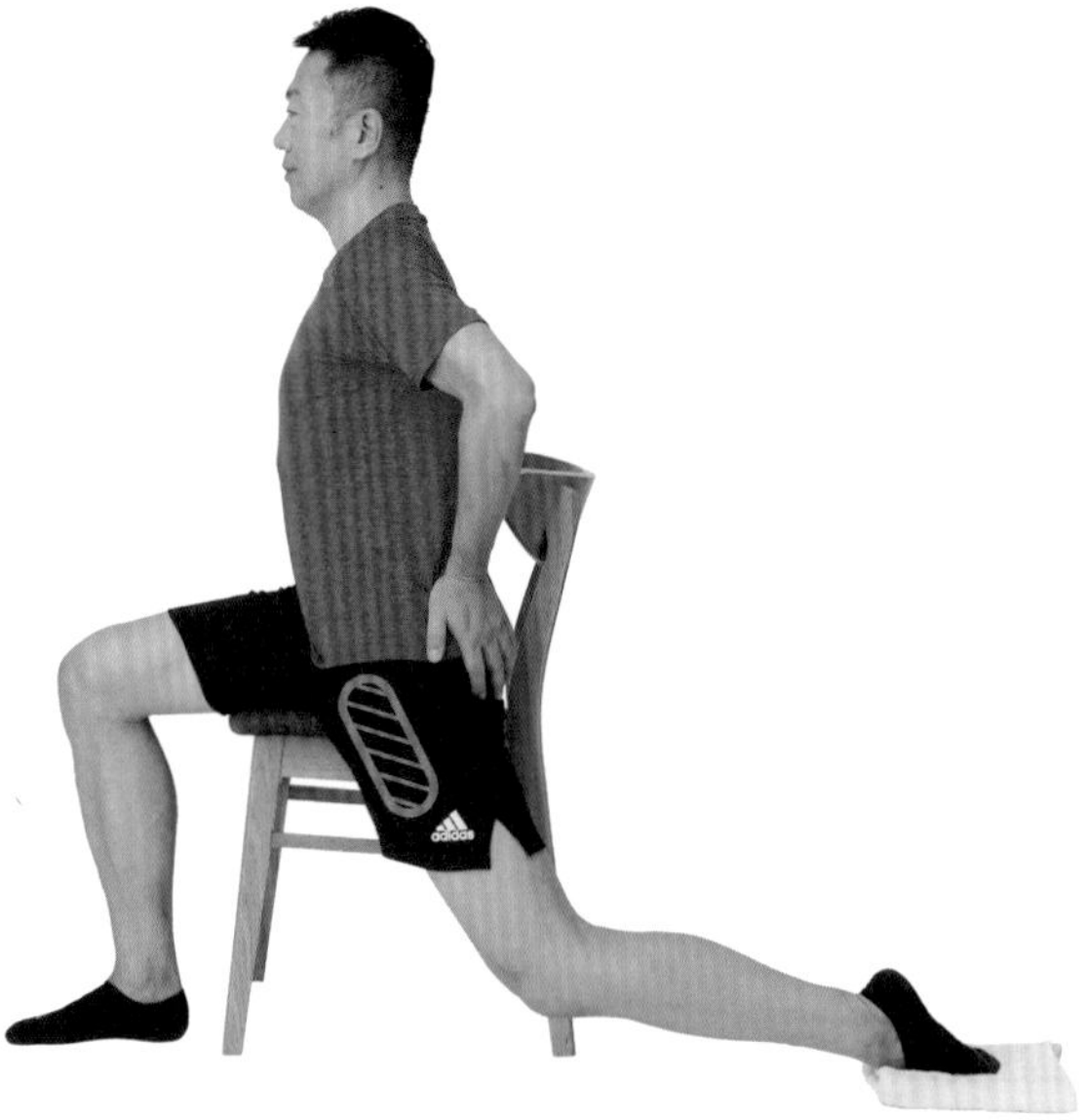

①椅子の座面に片方の脚をのせ、もう一方の脚を後ろに引いて腰を落とす。
②前側の脚の膝を９０度に保ちながら、後ろ側の脚をさらに下げる。
③後ろ側の脚の手は、臀部に添えて腰を前に押し出し、それを 30 秒間キープ。
④逆も同様に行う。

歩けるために必要な筋肉

④ 腿の前のストレッチ

各30秒ずつ

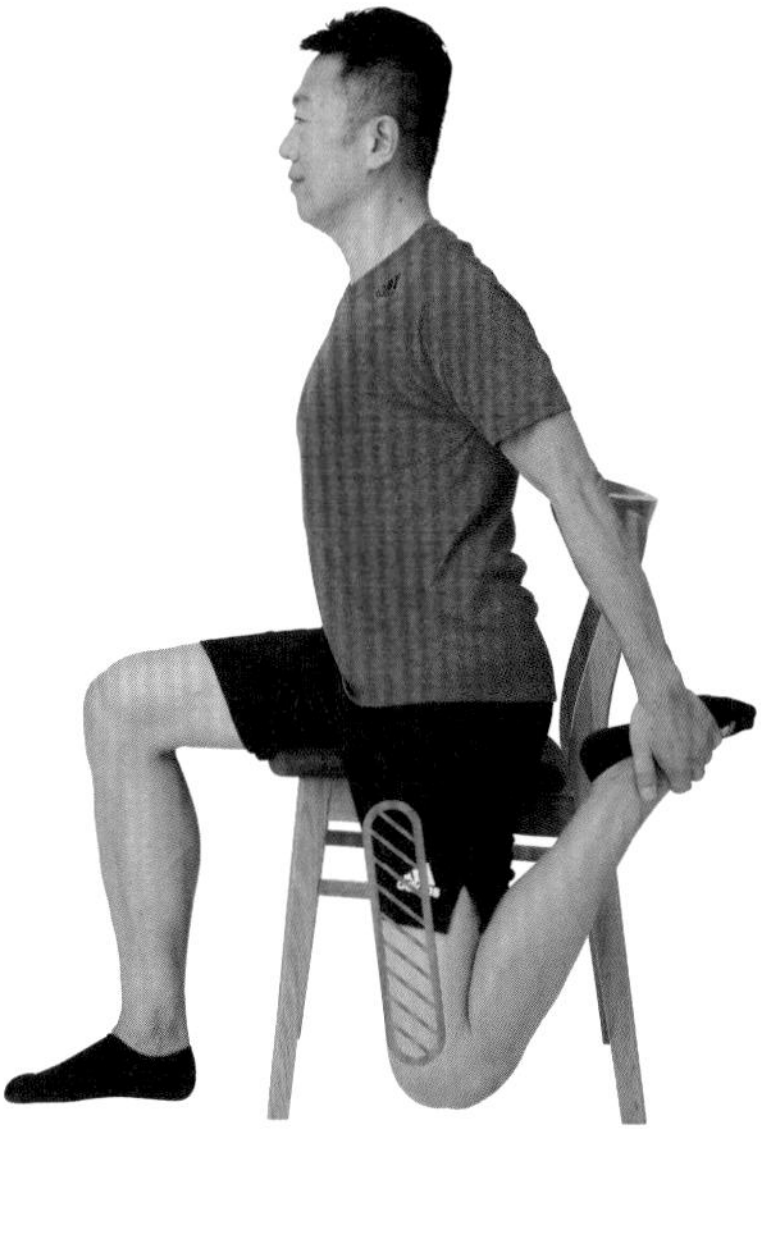

①椅子に座りながら片方の脚を外側に出し、同じ側の手でその足の甲をつかむ。
②逆側の手は、椅子の座面をつかんでバランスをとる。
③足の甲をつかんだ手を引き寄せ、30 秒間キープ。
④逆も同様に行う。

脚トレ100日挑戦記録表

ゴール

100	/	/	/	/	/	/	/	/	/	/	↰
↱	/	/	/	/	/	/	/	/	/	/	90
80	/	/	/	/	/	/	/	/	/	/	↰
↱	/	/	/	/	/	/	/	/	/	/	70
60	/	/	/	/	/	/	/	/	/	/	↰
↱	/	/	/	/	/	/	/	/	/	/	50
40	/	/	/	/	/	/	/	/	/	/	↰
↱	/	/	/	/	/	/	/	/	/	/	30
20	/	/	/	/	/	/	/	/	/	/	↰
スタート	/	/	/	/	/	/	/	/	/	/	10

ポイント

・通しで体操を行ったときはもちろんですが、１種目、１回でも構いません。体操をした日は、その日にちを記入したり、マスを塗りつぶしたりして、挑戦の記録を可視化しましょう。

・２日、３日、５日と続けると、習慣化して、より効果が出やすくなります。でも、休んでも気落ちしないでください。「休むのは当たり前、また続ければいい」くらいの気持ちで、取り組んだほうが、長続きします。

・ムリせず、楽しく、体を動かすことを続けていきましょう！

第3章

自分の力で食べるための口トレ

循環器内科医師
井手友美

自分の力で食べるための口トレ

一生自分の力で美味しく食事をするために

体を元気に保つには、「何を食べるか」は重要です。しかし、その前提として、「どのように食べるか」＝「食べるための口づくり」がより重要になります。

そのための口づくりのトレーニングが「口トレ」です。

口の機能は、奥が深く、ホメオスタシス（さまざまなストレスに対して健康を維持しようとする自己の力）という、潜在的な力を最大限に引き出す鍵を担っています。また、さまざまな疾患をもつ方にとって、食べることは治療や重症化予防の基本です。

口や顔の筋肉は、ほかの筋肉と違い特殊ですが、ちょっとしたコツをつかんで毎日トレーニングを継続することで、着実に口の力がついていき、効果が実感できるようになります。

口の機能低下のサインを見逃さず、いつまでも美味しいものを美味しく食べて、楽しくおしゃべりして、スムーズに呼吸できることが目標です。

日常の隙間時間に口トレを行うと、老若男女を問わず、魅力的な笑顔になります。笑顔輝く１００歳を目指して、一緒に楽しく頑張りましょう！

環境は体の機能、そして人生をも左右する

人体はつねに環境に適していく「適応」という能力をもっています。

たとえば、血圧が高い状態が続くと、心臓の壁は厚くなり、その圧に抗して血液を循環させます。妊婦さんは、1・5倍の血液を循環させるので、いったん、心臓は大きくなりますが、出産後は、元の大きさに戻ります。

つまり、生体は、つねに必要な機能が、必要なだけ得られるような潜在的な能力を有しているといえます。

私は心臓と血管を専門とする循環器内科医です。病院では、心臓病の患者さんの診療と、医学教育、研究に携わっています。

心臓病の患者さんは、「無理をしてはいけないから」、「歩くと息切れするから」という理由で、活動範囲が狭くなり、動かなくなっていきます。すると足腰が弱くなり、ますます動かなくなります。さらに、心臓の負担を減らすために、医者から塩分を減らすように指導され、体重と血圧を毎日測るように言われます（私も日々そのように言っています）。結果、患者さんは、「動かない→あまり食べない→体がさらに弱くなる」という悪循環に陥るのです。

口の機能を保つこと＝健康を保つこと

口の力が低下すると、実にさまざまな不都合が生じます。それは、口が、人が生きていくために重要な機能を数多く担っているからです。

①食べる

もっとも原始的な役割の一つですが、実は複雑な過程を有しています。そのために、さまざまな理由で「美味しく」食べられなくなる可能性があります。丈夫な歯があることも重要ですが、それ以上に、舌を含めた口全体の機能が保たれていることや、唾液が十分に出ることなどが必要不可欠です。

②話す

人間は、話すことでコミュニケーションと社会性をつくります。口の力が低下すると、スムーズな会話ができなくなり、心も体も老化してしまいます。

③呼吸する

人間の喉の部分は、鼻や口からつながっており、気管や食道につながる複雑な構造をしています。空気の通り道である鼻腔から喉頭、気管と、呼吸に対しても重要です。

④ 眠る

呼吸と関連して、ぐっする眠るためには、鼻呼吸が基本です。舌が気道を塞ぐと、いびきの原因の一つとなり、良好な睡眠が障害されてしまいます。

⑤ 免疫を管理する

外界とつながる口や鼻は、細菌やウイルスの侵入口でもあります。そのため、口や鼻の粘膜は実に優れた防御機構をもち、病原体から体を守る働きをしています。

⑥ 表情をつくる

人は表情で気持ちや考えを伝えることができます。そのために口元の印象はとても大切で、気持ちを伝える重要なツールとなります。

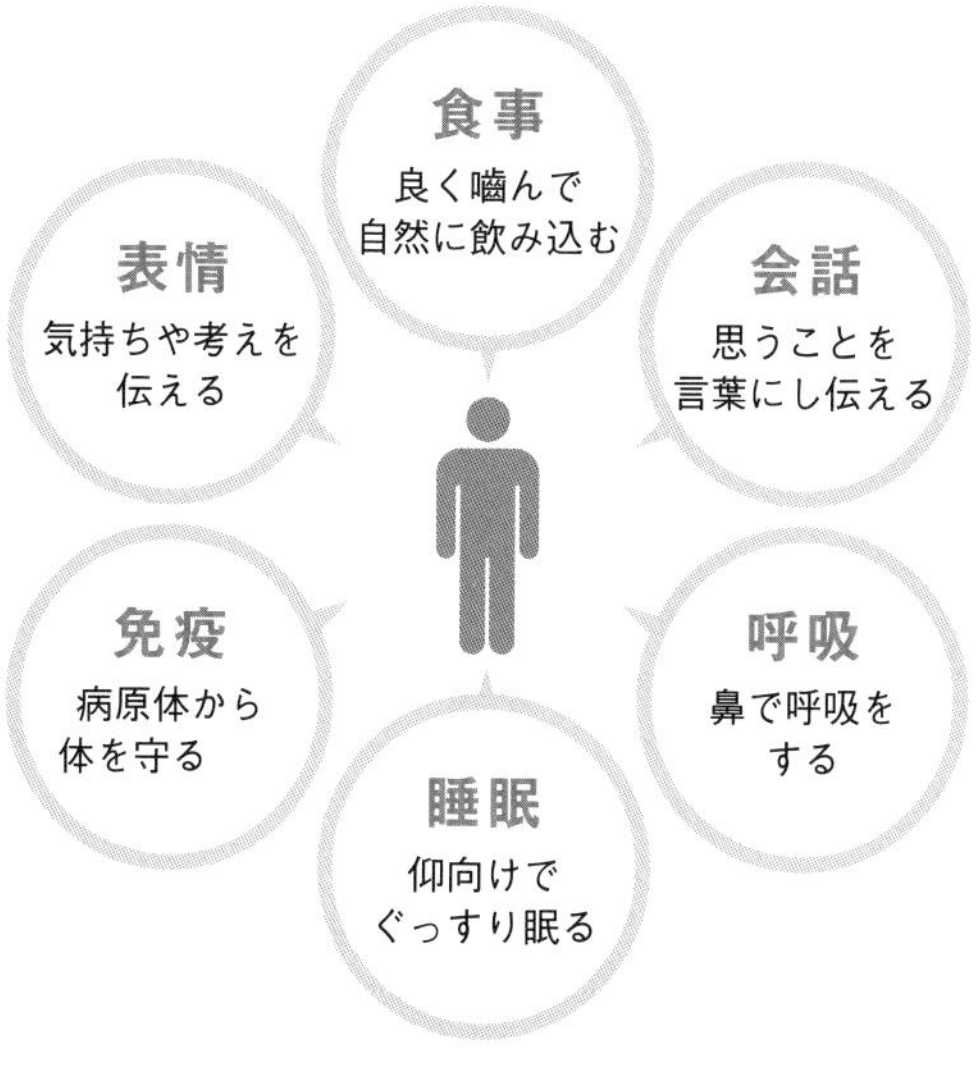
食事
良く噛んで
自然に飲み込む
会話
思うことを
言葉にし伝える
呼吸
鼻で呼吸を
する
睡眠
仰向けで
ぐっすり眠る
免疫
病原体から
体を守る
表情
気持ちや考えを
伝える

口の力の低下のサインを見逃さない

元気で健康な若い人には想像もつかないかと思いますが、加齢により、口の力は確実に低下していきます。

また一方で、若い人や子どもでも、口の力が低下している方を見かけます。口の力の低下に気づくポイントは以下になります。

見た目でわかる、わかりやすい口の機能低下サイン

・口角が下がる
・口が開いている

外見からは見えにくい口の機能低下サイン

・食べ物を飲み込みにくい
・会話がスムーズにいかない
・何かのはずみでむせやすい

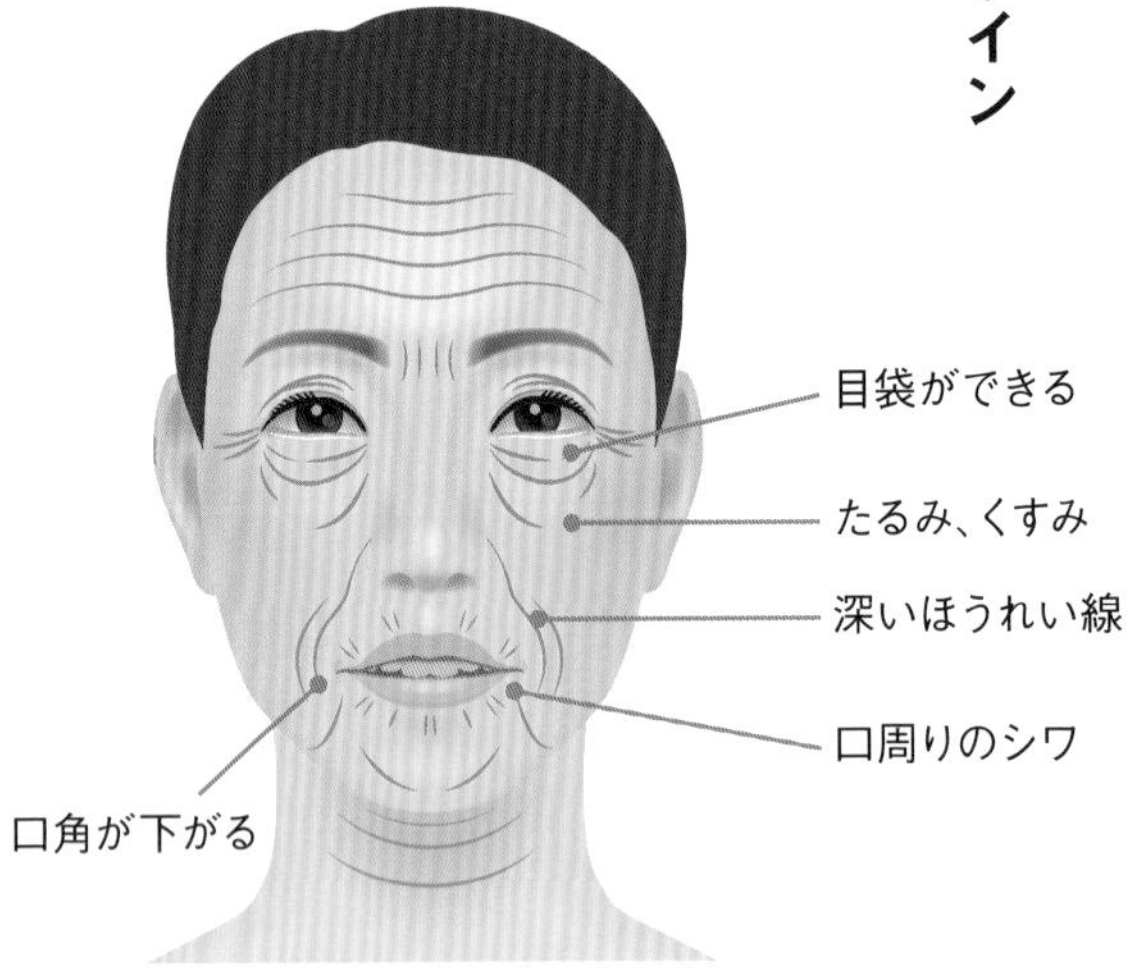

表面から口を支える筋肉群、表情筋

口の力を支える筋肉とは、具体的にどのようなものでしょうか。口を支える筋肉は、数多くありますが、おおまかに表情筋と、舌と舌筋・舌骨筋に分けて解説します。

表情筋とは、顔面筋とも呼ばれ、文字どおり顔面の皮筋の総称です。

皮筋とは、筋の一端または両端が、皮膚・粘膜に付着する筋肉のことで、解剖学的な名前をあげると、頬筋、口輪筋、眼輪筋、口角挙筋、オトガイ筋などが該当します。

表情筋は細く、薄くてそして表情筋どうしがくっつき、互いに連動しているという特徴をもちます。皮膚に付着、つまり皮膚の直下にあります。

この表情筋が加齢とともに衰えると、皮膚の加齢とあわせて、しわやたるみの原因にもなるのです。

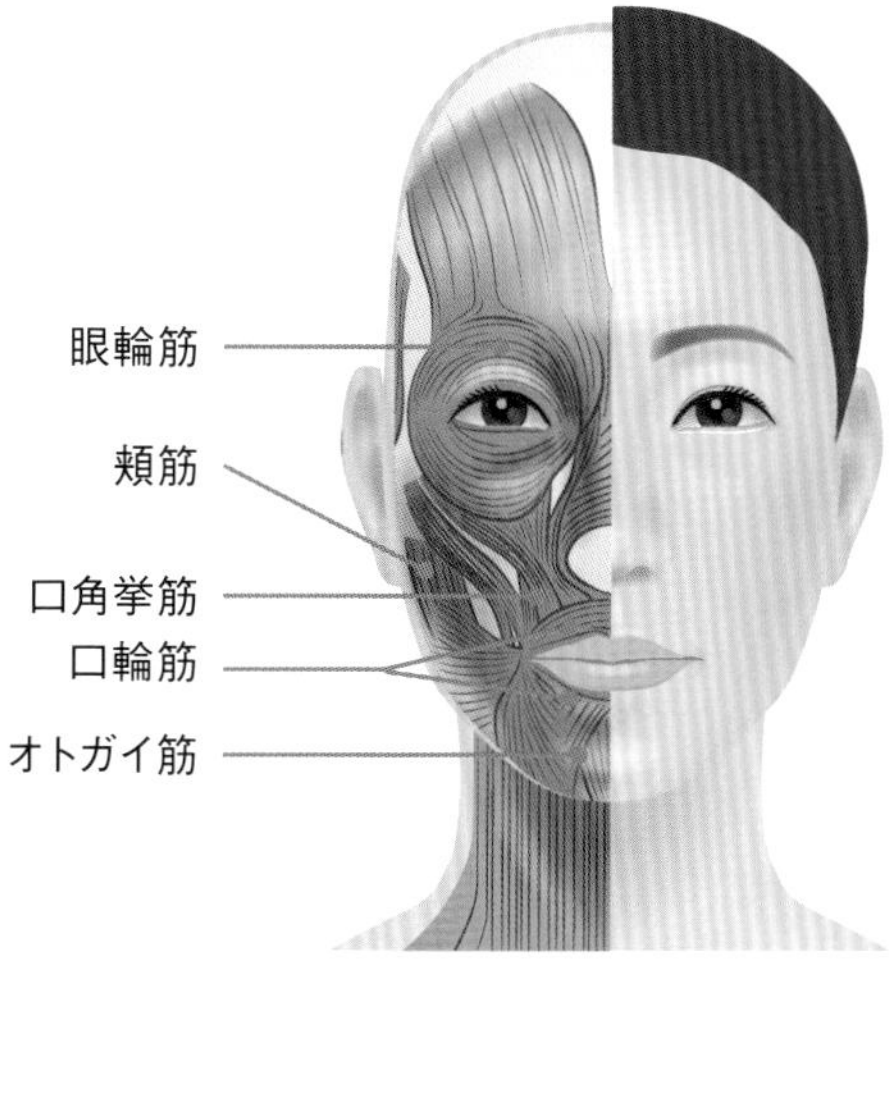

舌と舌筋の役割と筋力チェック

舌はおもに筋肉でできています。そして、口の働きの低下をもっとも鋭敏に反映する場所でもあります。

舌には3つの大きな働きがあります。

「咀嚼《そしゃく》」において食べ物をつぶす（たとえ歯がなくても、舌で食べ物をつぶすことができます）、飲み込む「嚥下《えんげ》」、そして、発声に欠かせない働きをします。

ですから、舌の動きが悪くなることは、生きていくうえできわめて不都合なことです。食べること、飲み込むことができなくなるばかりか、滑舌が悪くなると、誰とも話をしない状態に陥りがちです。刺激のない生活は、認知機能の低下をもたらすことは容易に想像できると思います。

試しに、舌を「べー」と前に出してみてください。舌がしっかり出ますか？　筋力があれば、舌が前にきちんと出ます。

もっと正確に舌の力を測定するには、専用の測定器が必要となりますが、安静時の舌の位置を確認することで、舌の力をおおまかに見ることができます。

私たちは、このような舌の力も含めた総合的な口の力を、「口力《くちりょく》」と呼んでいます。

軽く口を閉じた状態で、ご自分の舌がどこにあるか確認してみましょう。口の力が正常であれば、舌は、上の顎にぴったりと張りついています。

さて、いかがでしょうか。

舌の位置が少しでも上の顎から離れる方は、試しにしっかりと上顎に舌をつけてみてください。唾液が分泌され、口元が熱く感じられると思います。この状態を保てるように、早速「口トレ」を行い、口力をつけていきましょう。

舌の位置で見分ける口力《くちりょく》

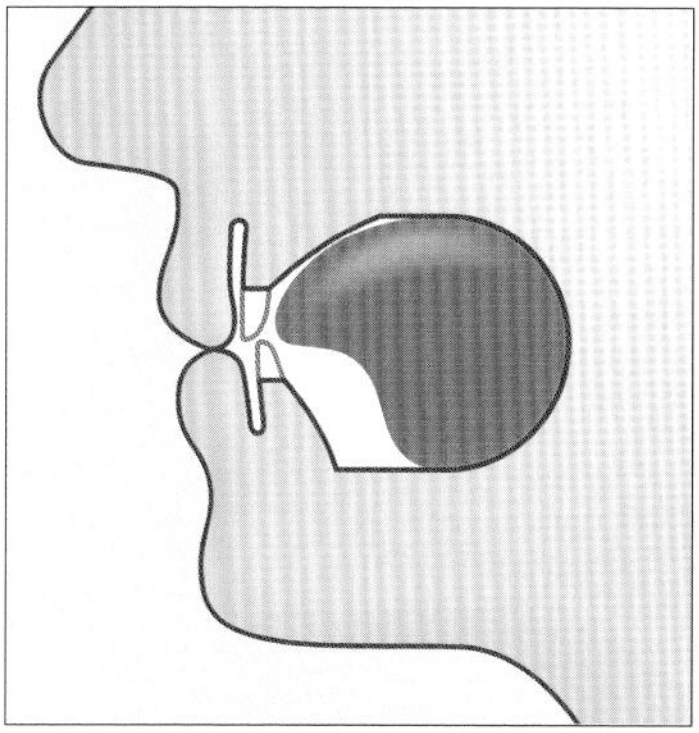

正常

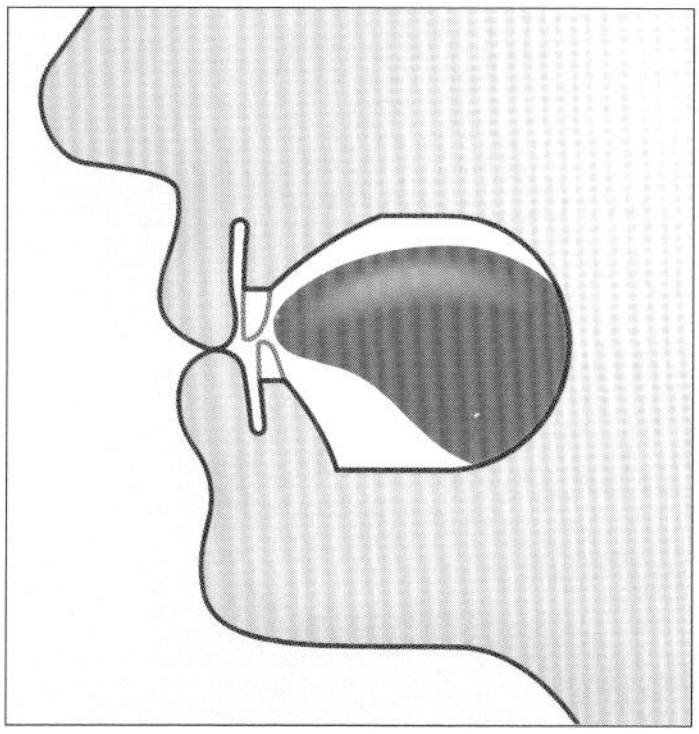

口力がやや低下

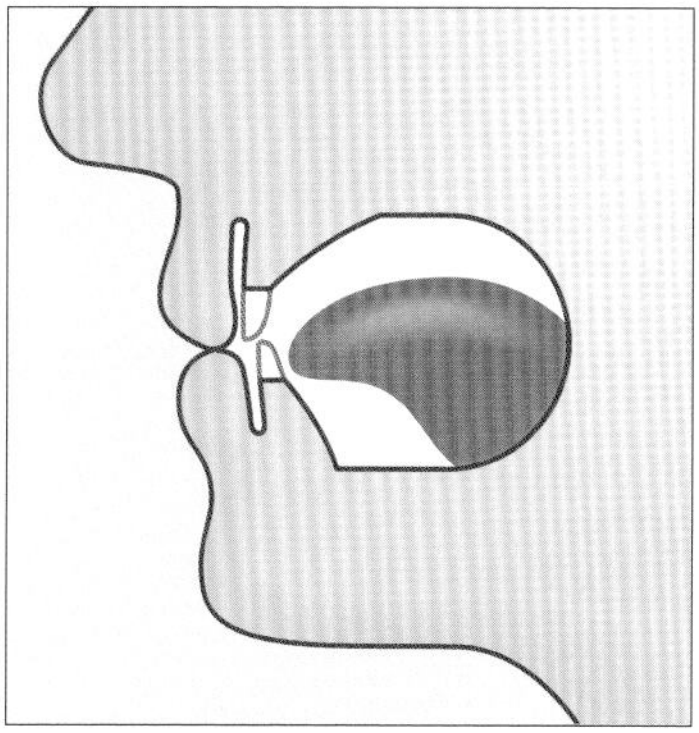

口力がかなり低下

口を支える筋肉群

飲み込みを左右する舌骨筋の状態

「べー」と舌を出した際、舌があまり出ないと感じた方は、舌骨の位置が低下している可能性があります。

ここでは、舌骨という骨について簡単に解説します。舌骨は、筋肉のみで支えられた、いわゆる「宙に浮いた」小さな骨ですが、実はこの小さな骨は、飲み込み「嚥下」というきわめて複雑な作業のなかで重要な役割をはたしています。

左図を見ながら、まずは、舌骨の位置を確認してみましょう。

舌骨は、甲状軟骨（喉仏）の少し上に位置します。ごくんと唾液を飲み込んで、甲状軟骨が上下に動くのが確認できると思います。そのさらに指一本分上に小さな骨が触れます。これが舌骨です。正常であれば、顎の直下を軽く押すと奥に触れます。

この舌骨は、高齢になるほど、その位置が下がってきます。それは舌骨を支える筋肉の衰えであり、女性よりも男性に顕著です。

嚥下は、通常、口腔が気管に通じている空気の通り道を、瞬時にして、食道への通り道に変える複雑かつ精巧な運動ですが、この舌骨が上下前後に動くことで、それらの複雑な一連の動きが可能となります。

舌骨は、舌骨筋（とくに舌骨舌筋）を介して、間接的に舌の位置を規定しています。舌骨の位置が下がると、舌も下方に引っ張られ、動きが制限されてきます。誤嚥の原因となったり、滑舌が悪くなったりする原因の一つです。

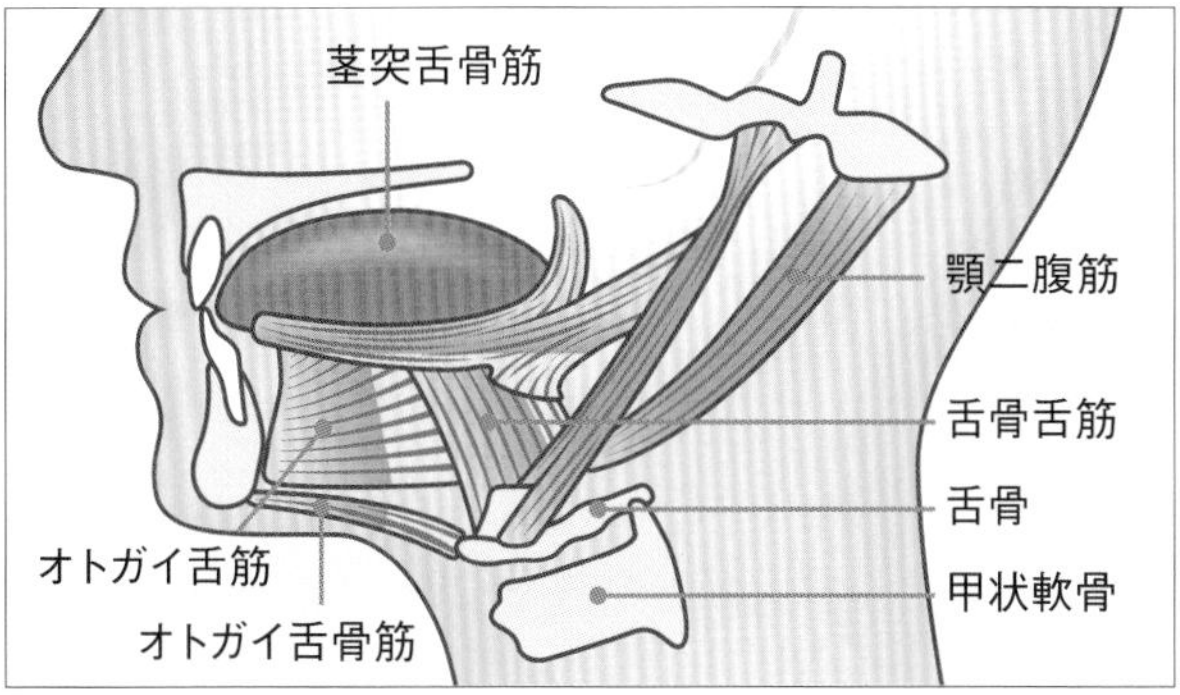

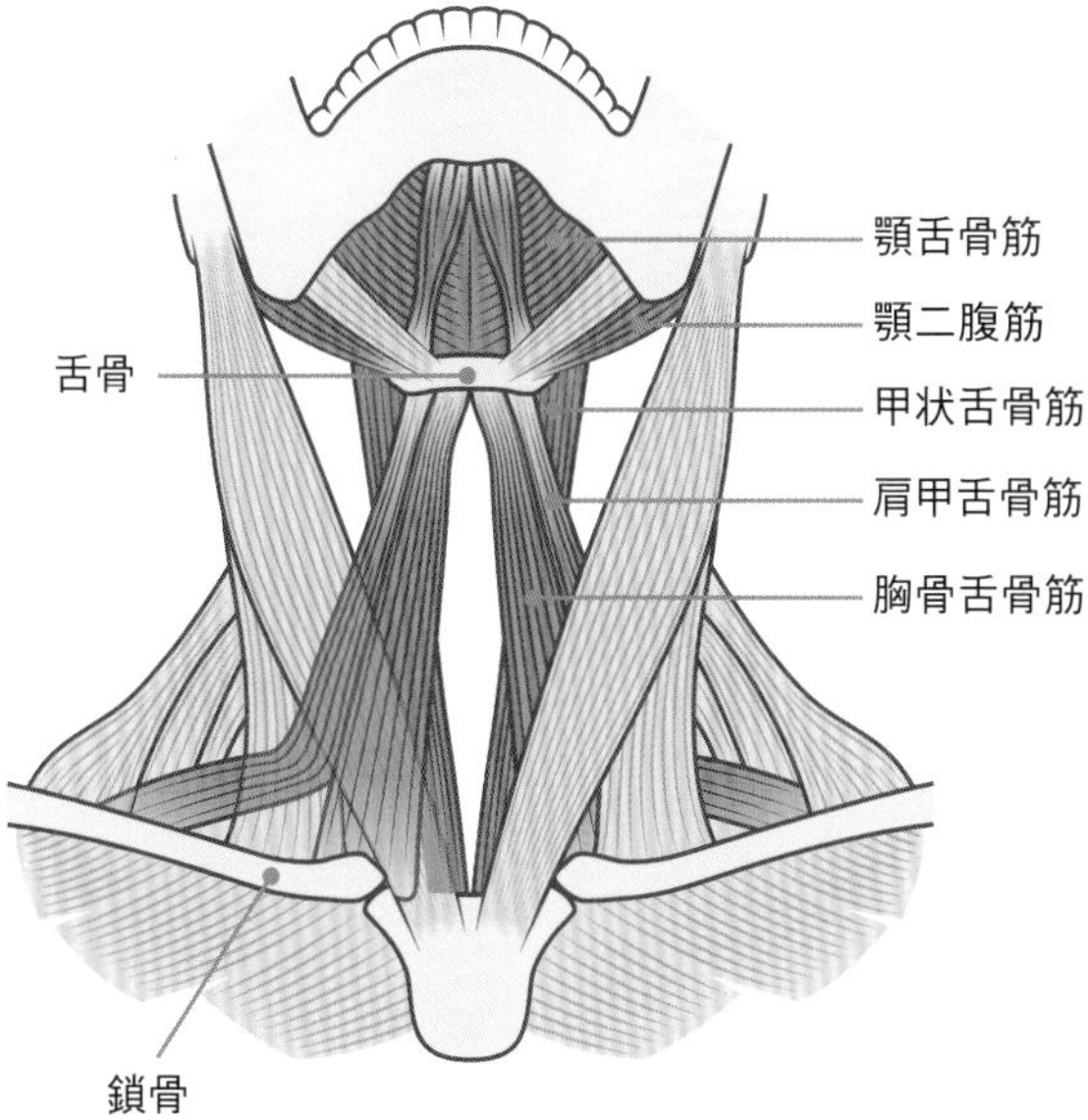

唾液の効果

口ばかりか体全身を守る唾液《だえき》の役割

口の機能を語るうえで、唾液の作用を無視することはできません。

唾液（つば）のことは普段あまり意識されないと思いますが、耳下腺、顎下腺、舌下腺の左右3体といくつかの小唾液腺から分泌され、健常な方で、一日1リットルから1・5リットル分泌されるといわれています。

唾液の質と量は、歯牙や口腔内粘膜にも影響し、最近では、全身の病気にも関係していることが、最近は知られるようになりました。

この唾液の分泌も、加齢とともに減少していきます。口の中は微生物だらけですが、唾液は、悪い細菌の繁殖を抑え、消化を助ける酵素を含みます。

また、唾液は食事によって口腔内が酸性に傾き、脱灰（虫歯になりやすい状態）になっているのを中和してくれます。

唾液が十分に出ると、口の中の食べかすも洗い流してくれます。

唾液分泌低下のサイン

・口の中がネバネバする

・虫歯、歯周病になりやすい

・口臭が気になる
・口が乾燥している感じがする

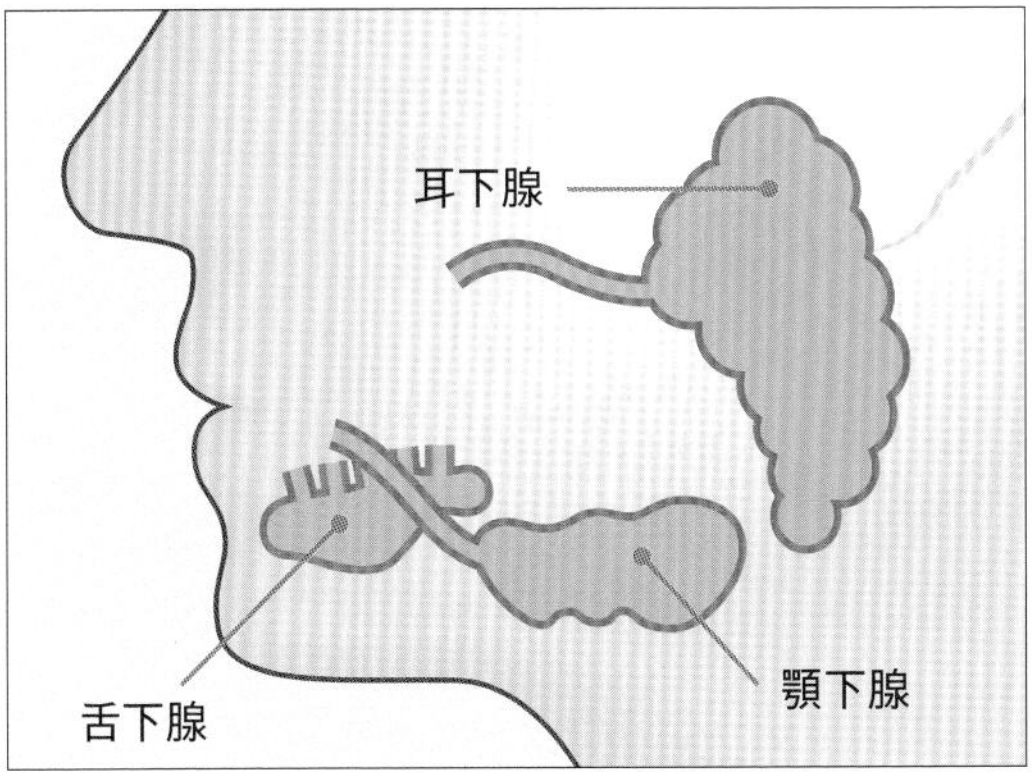

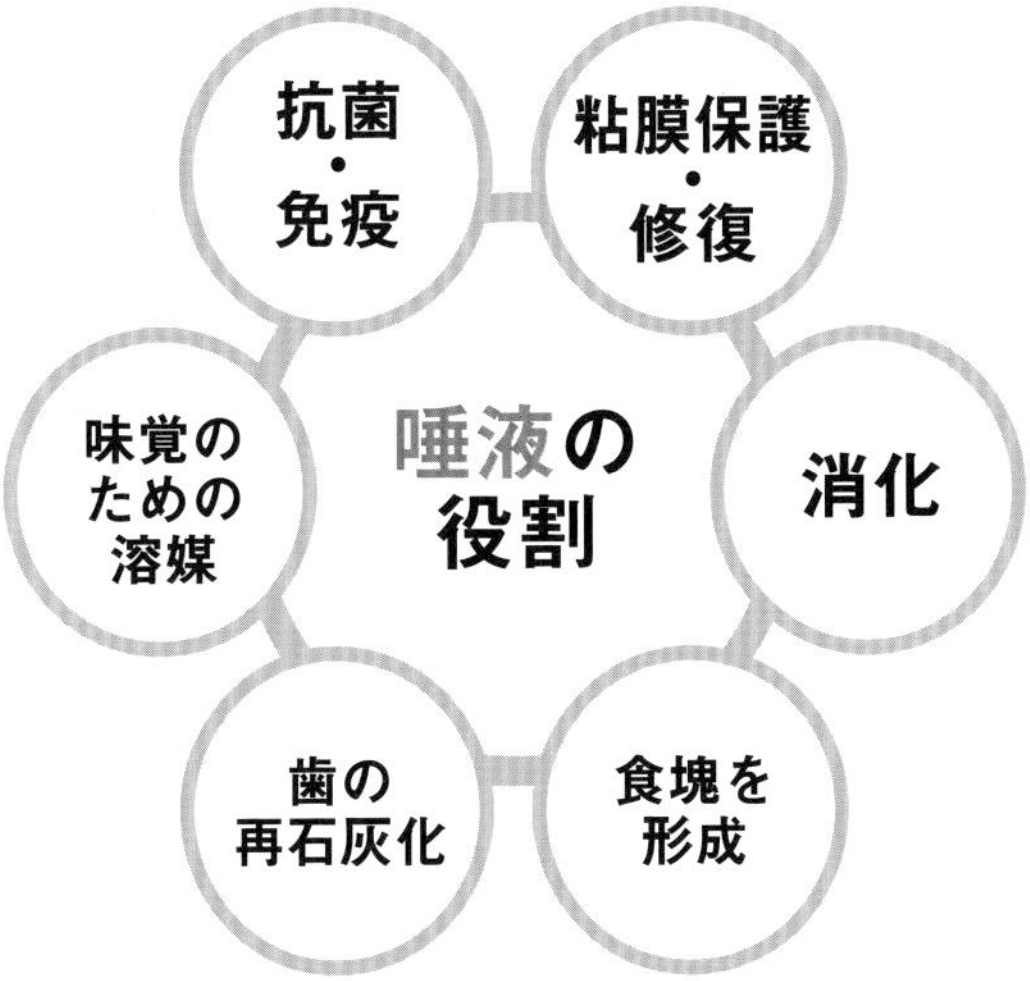
唾液の役割
抗菌・免疫
粘膜保護・修復
消化
食塊を形成
歯の再石灰化
味覚のための溶媒

オーラルフレイルの概念

じわりじわりと忍び寄る落とし穴に注意

「オーラルフレイル」という言葉をご存じでしょうか。

２０１３年度厚生労働省老人保健健康増進等事業「食（栄養）および口腔機能に着目した加齢症候群の概念の確立と介護予防（虚弱化予防）から要介護状態に至る口腔ケアの包括的対策の構築に関する研究」で設置されたワーキンググループで作成された概念です。

全身のフレイル（虚弱）という概念を、口腔機能におけるフレイルに焦点化することで、これまでにさまざまな医療・介護の現場で共通認識を深める取り組みがなされています。また、２０１８年度からは、「口腔機能低下症」が、診療報酬請求の際の新たな病名となりました。

オーラルフレイルの具体的な項目は、多くの書籍や情報が出ていますので割愛しますが、口の力が低下する弊害はいくつもあり、そのなかでも嚥下機能の低下（飲み込みが悪くなる）と、唾液の減少は、もっとも命にかかわるところです。

口の力が低下すると、全身状態が悪くなり、寝たきりにつながります。いくらそれぞれの臓器に悪いところがなくても、次第に全身状態の悪化をともない、最終的には寝たきりの生活にもなります。

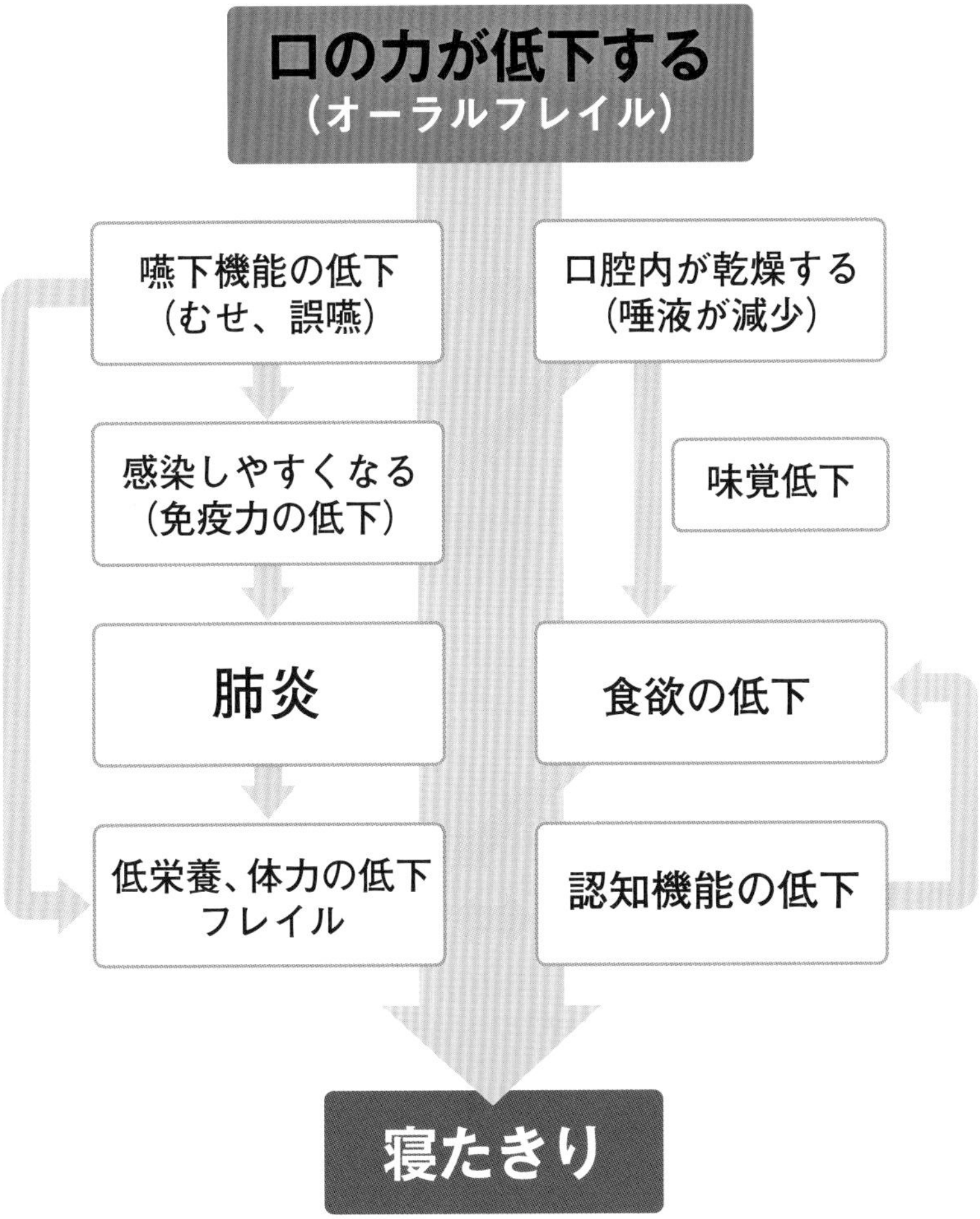
口の力が低下する
（オーラルフレイル）
嚥下機能の低下
（むせ、誤嚥）
感染しやすくなる
（免疫力の低下）
肺炎
低栄養、体力の低下
フレイル
口腔内が乾燥する
（唾液が減少）
味覚低下
食欲の低下
認知機能の低下
寝たきり

口と顔と脳の不思議な関係

口と脳の強いつながりについては、日本では意外と知られていません。アメリカ生まれのカナダの脳神経外科医であったワイルダー・グレイヴス・ペンフィールドは、てんかん患者の手術部位の決定の際に、大脳皮質のさまざまな部分に電気刺激を加え、それぞれどの脳部分に、体の各部分が対応しているかを確認しました。それにより、有名な「ペンフィールドマップ」を作成しました。

たとえば、唇につながる大脳皮質感覚野に電気刺激を与えると、唇がぴりぴりと感じたりします。

舌につながる大脳皮質運動野に刺激を与えると、舌が動いたりします。とくに体性感覚は、自律神経系にも影響を及ぼすことが知られています。

その体性地図を、ホムンクルス（小人間像）として表現していますが、このイラストからも人間は、唇や舌、顔、そして手からの入力を受ける面積がきわめて大きいことがわかります。

口と顔を自分の手でマッサージすることが、脳に刺激を与えていると考える理由の一つです。

ペンフィールドマップとホムンクルス

体性感覚野

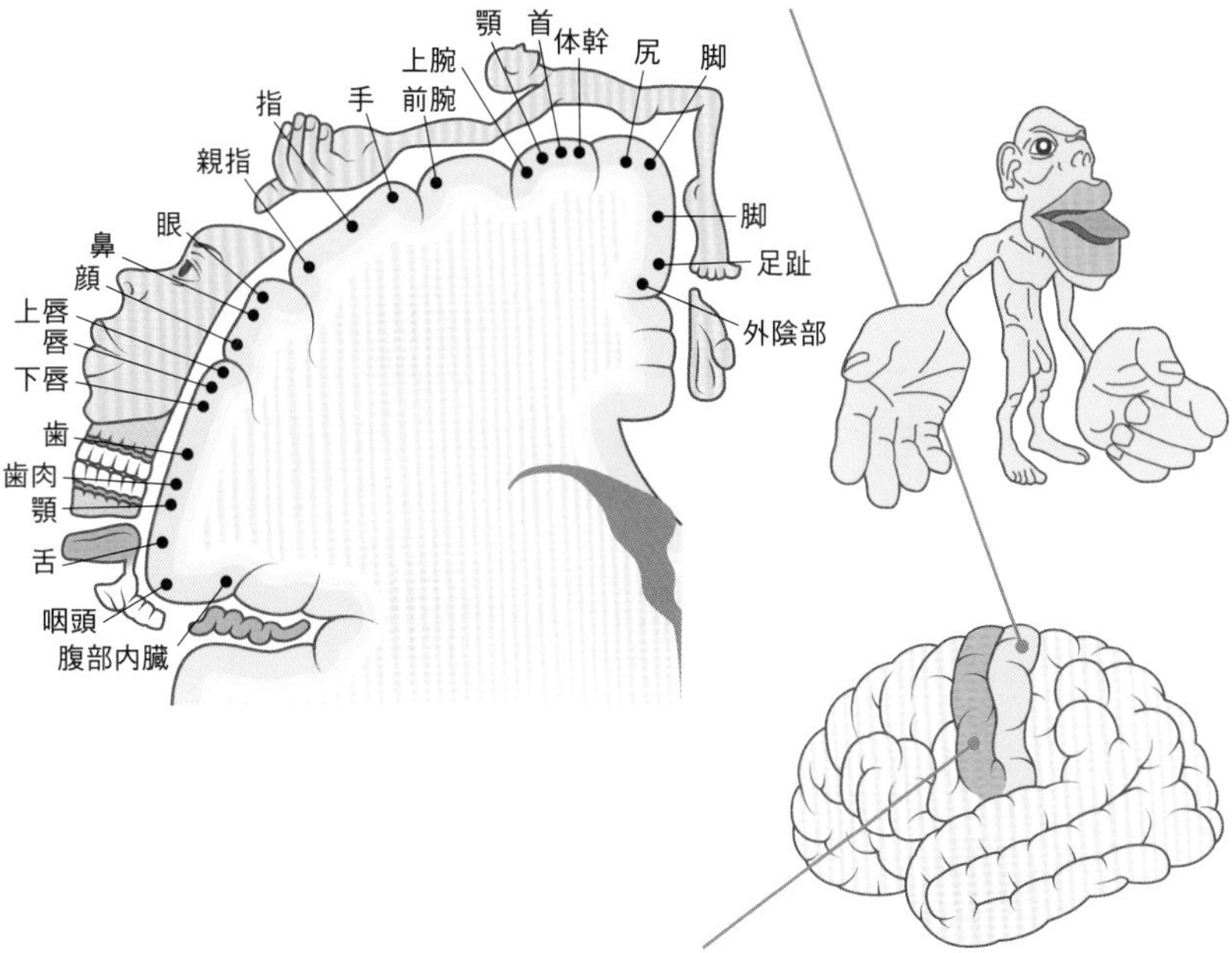

体性運動野

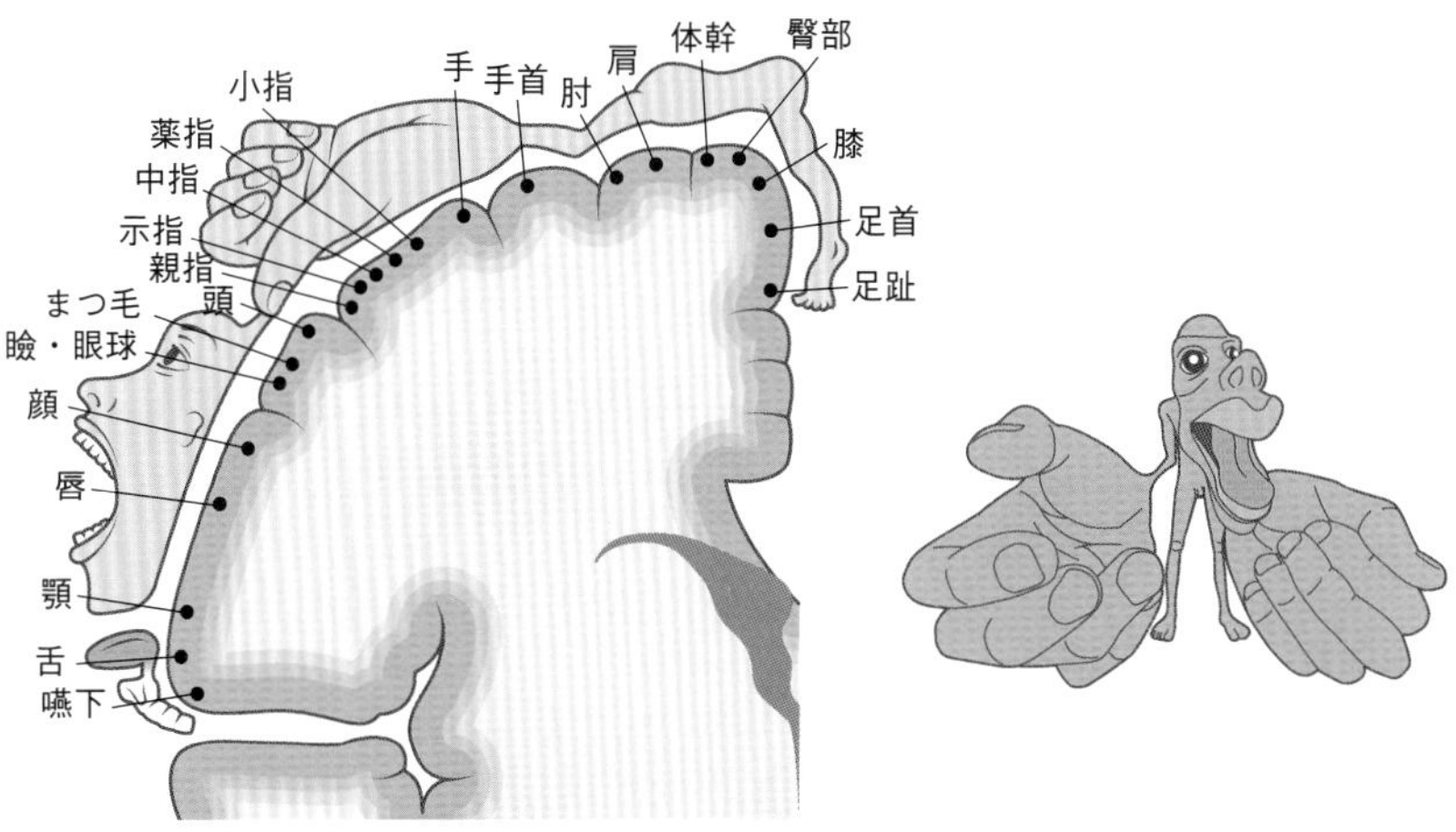

口の形の重要性

口の形の変化を記録して楽しむ

口の形はとても重要です。

生まれつき口が大きい小さい、唇が厚い薄い、顎が大きい小さい、歯が足りない、舌が長いなど、実にさまざまな口の形があります。

そして、意外に知られていないのが、口の形は機能と連動して変化するということです。

是非とも口トレを始める前に、現在の顔写真を記録しておいてください。

口角の下がり具合、上唇のたるみ、しわ、顎のライン、これらの形態は、機能の改善と連動して変化してきます。

まずは、鏡を見て、しっかり観察しましょう。そのうえで、口元の写真を撮ってみましょう。さらに、大きく口を開け、しっかり出した舌の写真も撮ってみましょう。

記録に残しながら、口トレによる変化を楽しんでみてください。

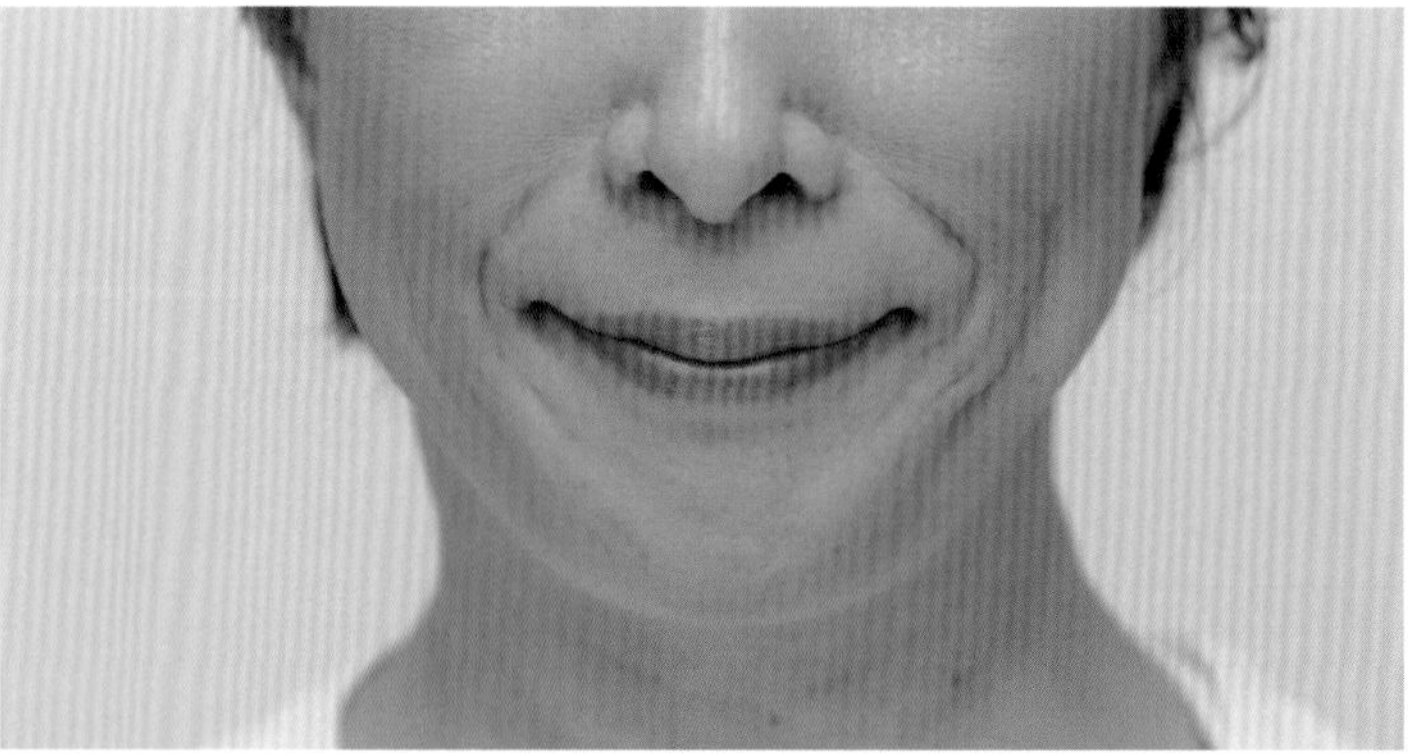

食べる力は生きる力

口の理解が進んだところで、口の力を鍛えていく準備に入りましょう。筋肉は何歳になっても鍛えることができるといわれますが、表情筋や、目には見えない舌骨筋も例外ではありません。

食べる力は生きる力であり、健康と美しさの鍵は口にあります。

口の力が衰えていると感じても、あきらめる必要はありません。最初に述べたように、口の力が低下しているのは、「適応」の１つです。早速、この適応力をうまく使って、口の力を引き上げましょう。

効果を実感するには、まずは「いま」の状態を知ることが重要です。そのうえで、「口トレ」を毎日実施することで、効果は毎日少しずつ表れます。少しずつ忘れていく「以前の自分」と比べることで、効果が実感できると思います。

そして重要なのは、１日、１回でも、１秒でも毎日トレーニングを行うことです。

さあ、ＤＶＤや鏡を見ながら、始めましょう！

Level 1 ★

① 唇も舌もギュー

3分間

1

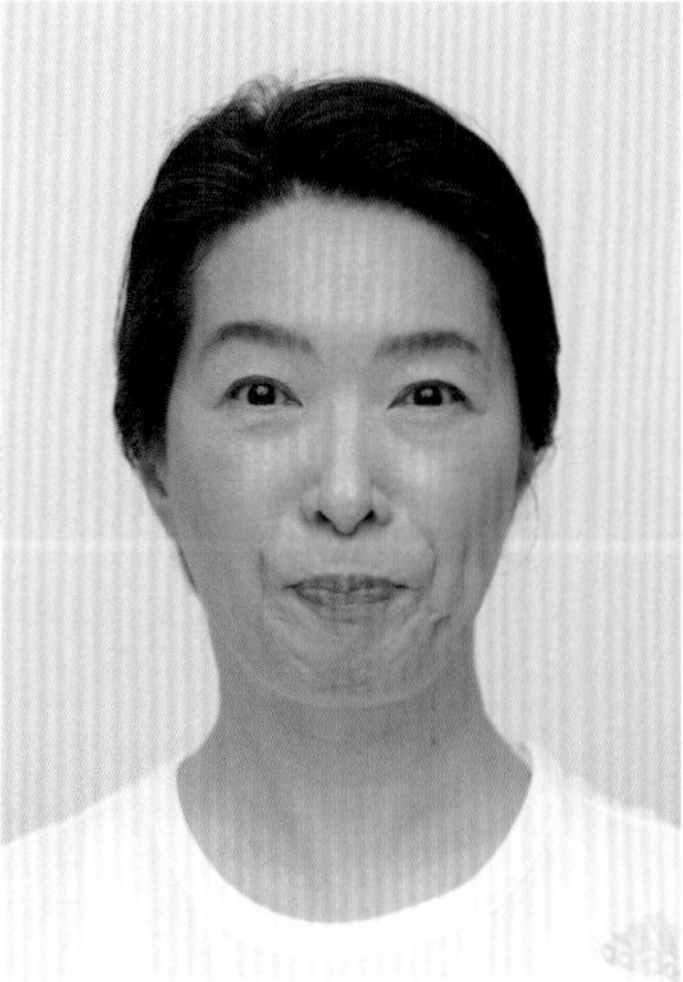

唇を強く閉じ合わせ、鼻で深呼吸をする。呼吸が整ったら、つばをゴクンと飲み込む。

2

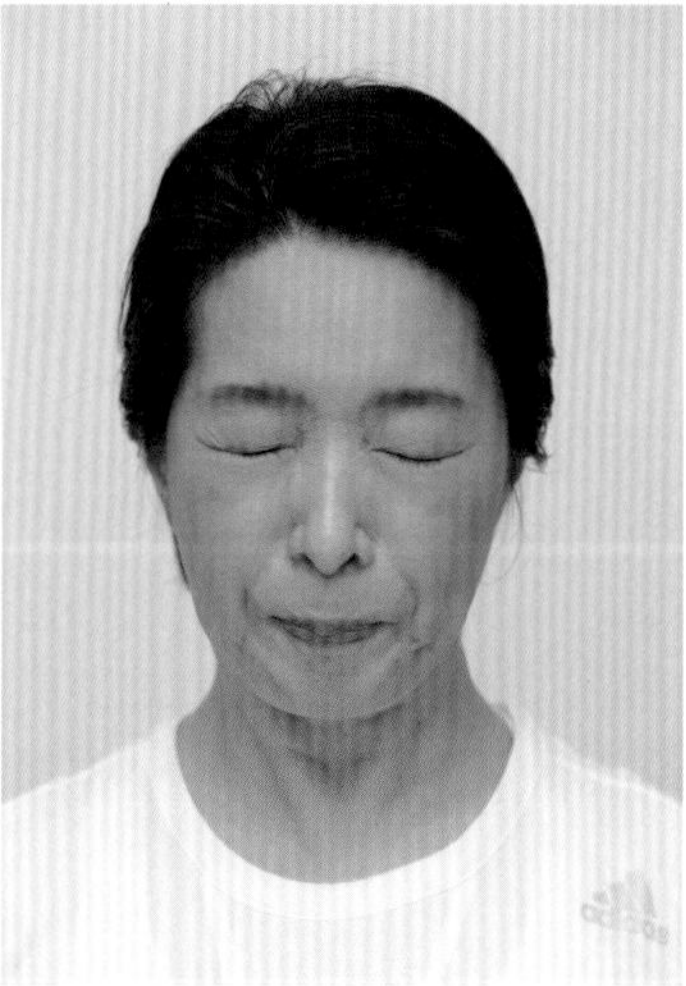

飲み込んだ瞬間、舌が口蓋（天井）に強く当たる。そのとき、舌が落ちてこないように保持する。

ポイント

歯を食いしばらないで行う。上下の歯の間は空いていて、顎やこめかみにも力を入れないことを意識する。

動画でCHECK!

きれいに食べ終えられる

Level 2 ★★

② 唇も舌も指もギュー

各8回

1

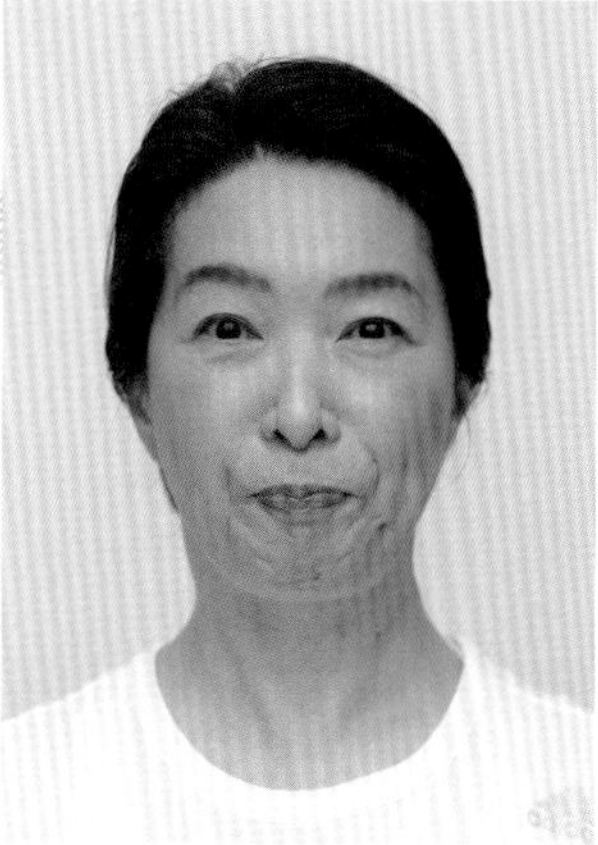

唇を強く閉じ合わせ、舌を天井につける。

2

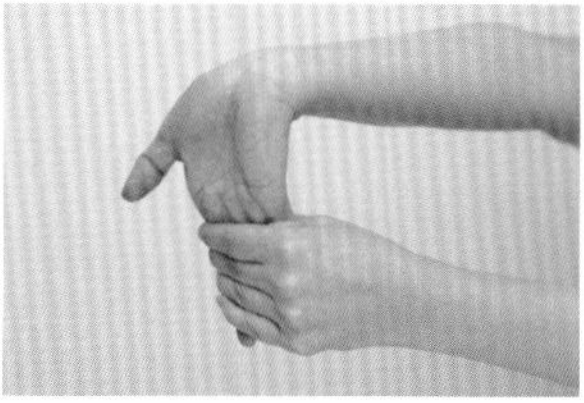

手のひらを上にし指をそろえる。腕を伸ばし、指を反対の手で押さえ8秒数える。

3

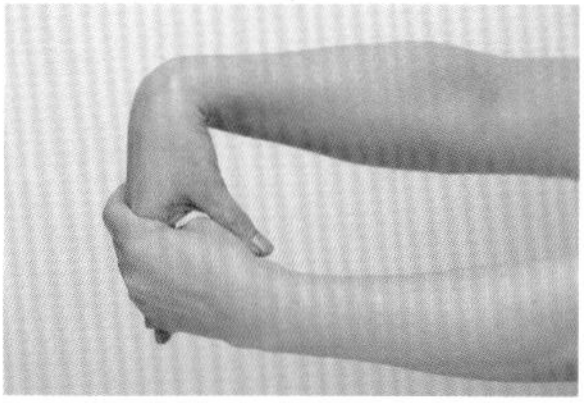

手の甲を上にし、反対の手で手の甲を押さえ8秒数える。逆も同様に行う。

応用編

指を広げて組み合わせ、互いの指でギューと挟み合う。指の根元、第2関節、指先と、3カ所を8秒ずつ行う。

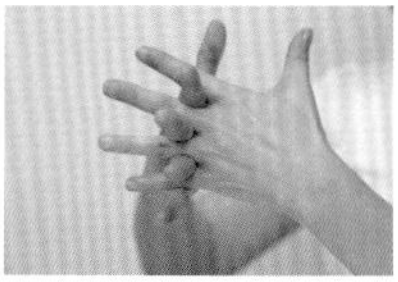

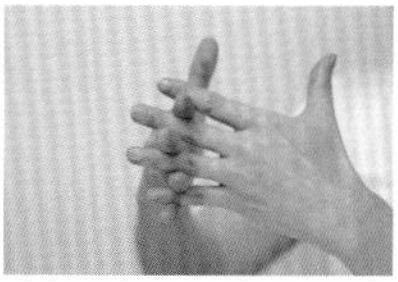

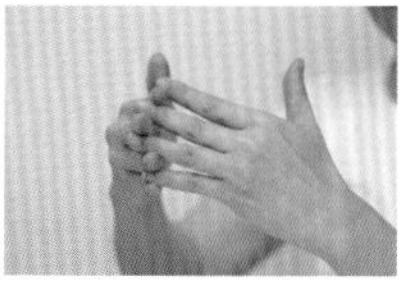

動画でCHECK!

Level 1 ★

③ 鼻の下マッサージ

1

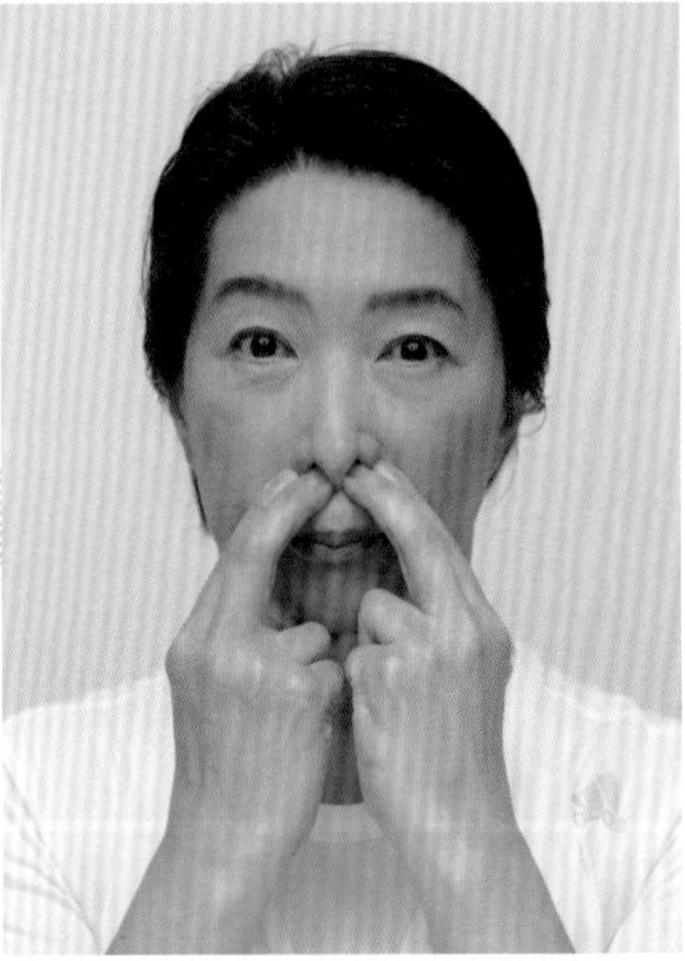

鼻のすぐ下の筋(鼻中隔下制筋)を緩めながら、両方の人差し指と中指を当てる。

2

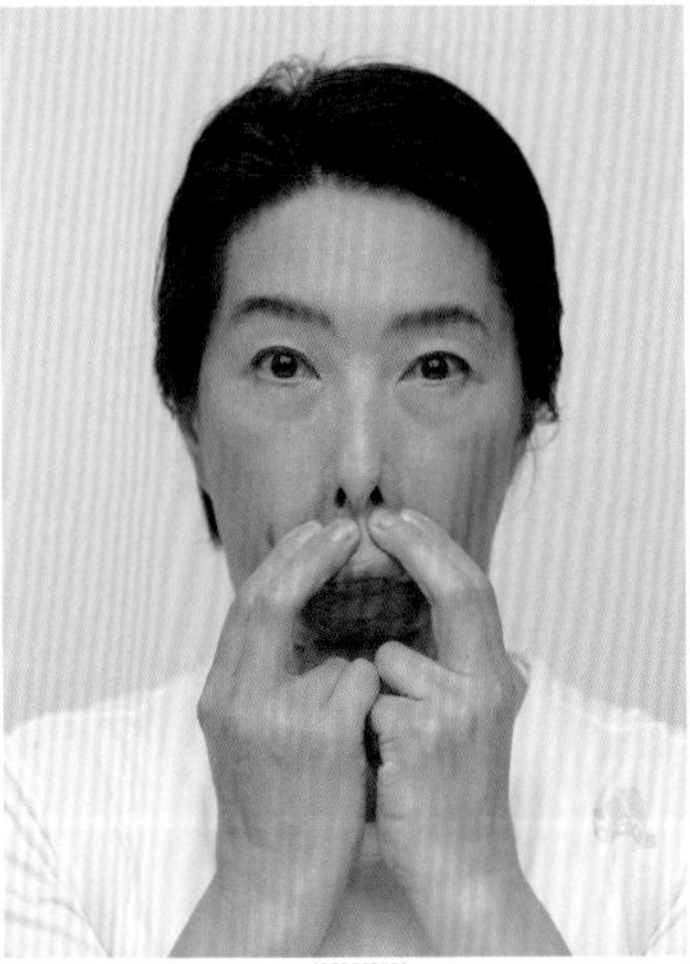

骨に触れるような感じで指を押し当てながら、上下に8回動かす。

3

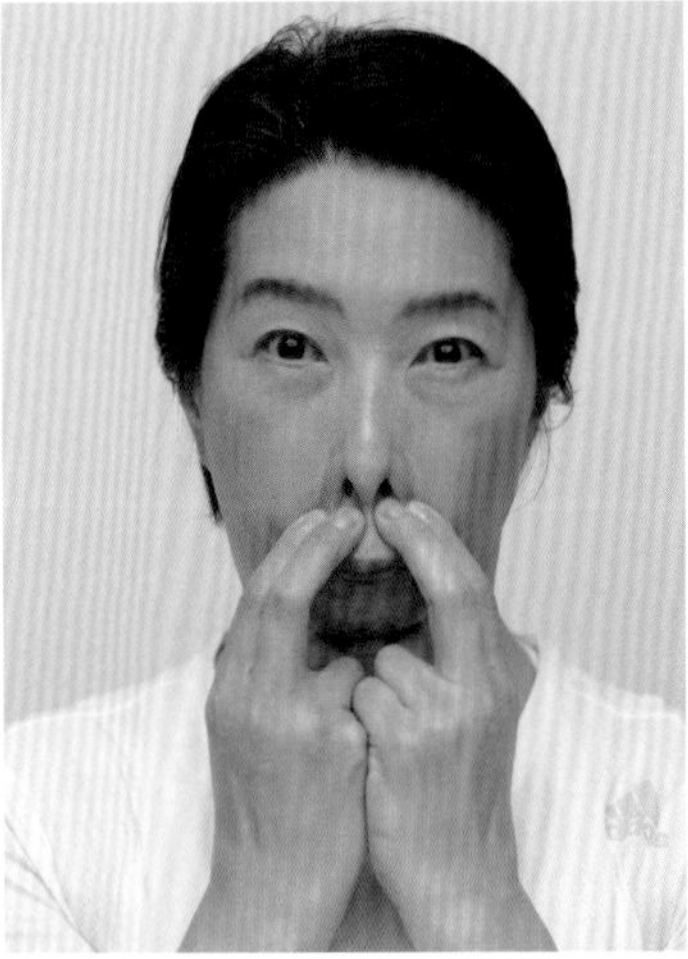

最後に鼻の下の筋を引き下げた状態で、鼻から4秒かけて深く息を吸い込み、8秒かけて吐く。

8回
×
3セット

動画で
CHECK!

声がかすれず張りが出る

Level 2 ★★

④ 顎周りマッサージ

1

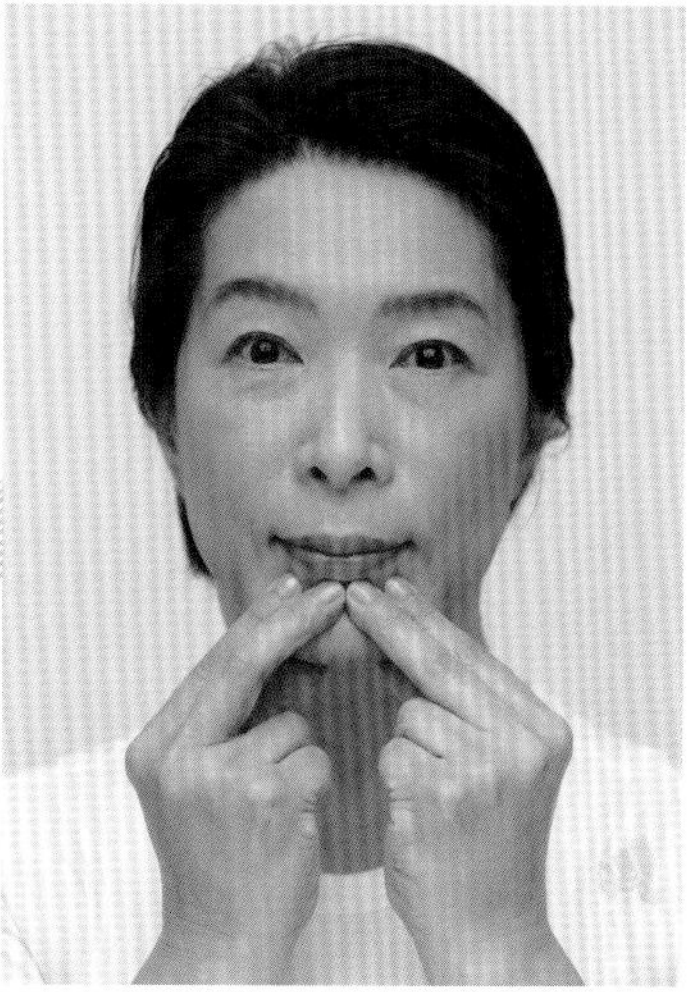

顎を三本の指で挟むようにつかむ。骨に触れるような感じで指を押し当てながら、上下に8回動かす。

2

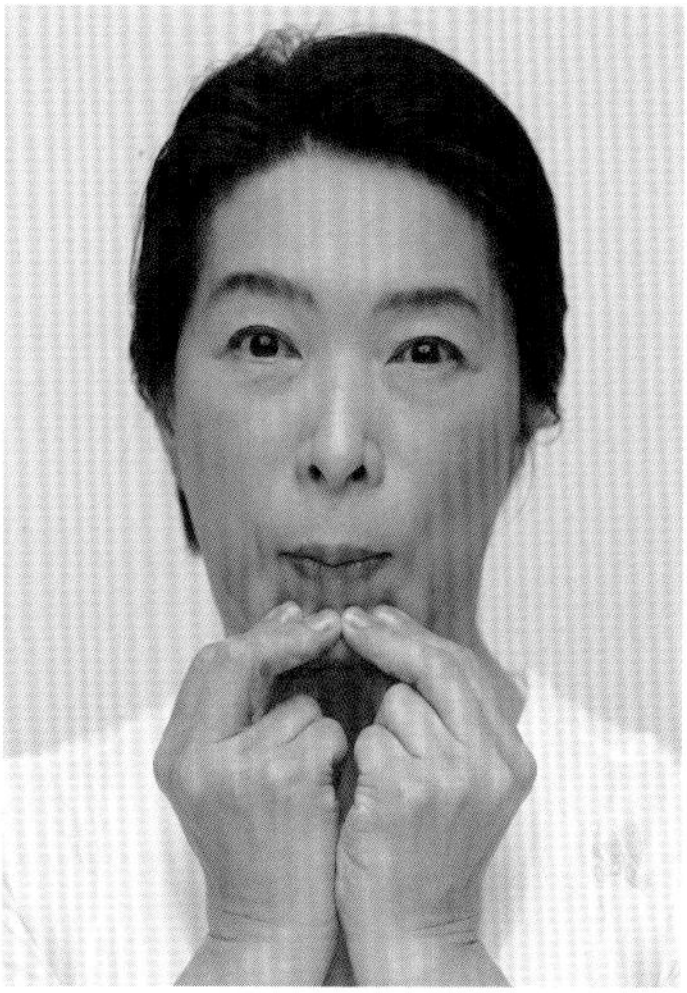

最後に唇をしっかりと閉じた状態で顎を下げ、鼻から4秒かけて深く息を吸い込み、8秒かけて吐く。

8回×3セット

動画でCHECK!

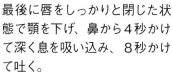

Level 1　★

⑤ 口周りマッサージ

1

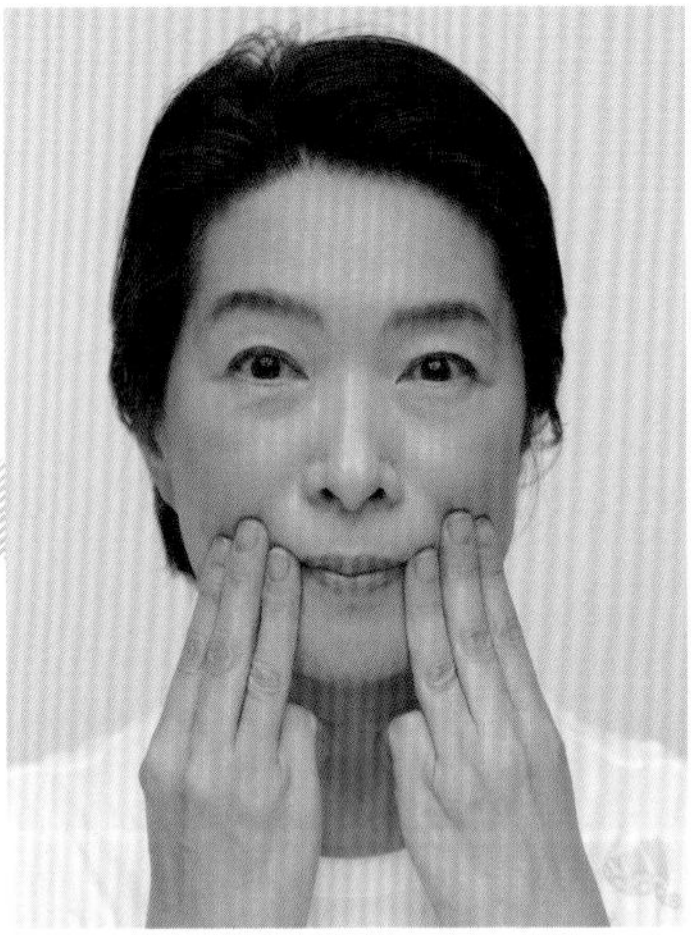

人差し指、中指、薬指をそろえて、口角に薬指の指先がくるように当てる。

2

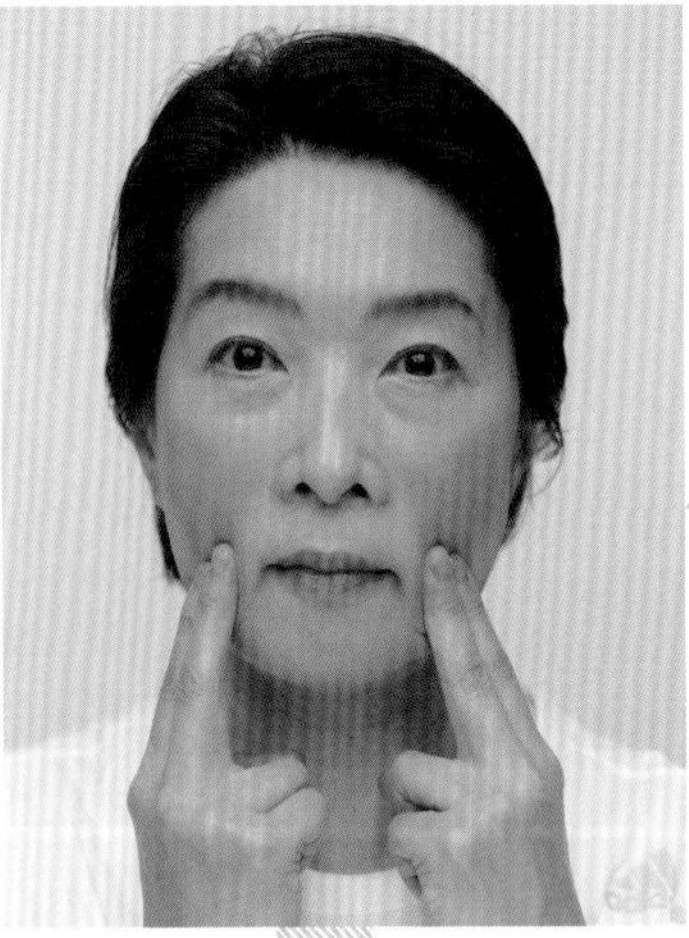

薬指を外して、残り２本の指を当てる。

3

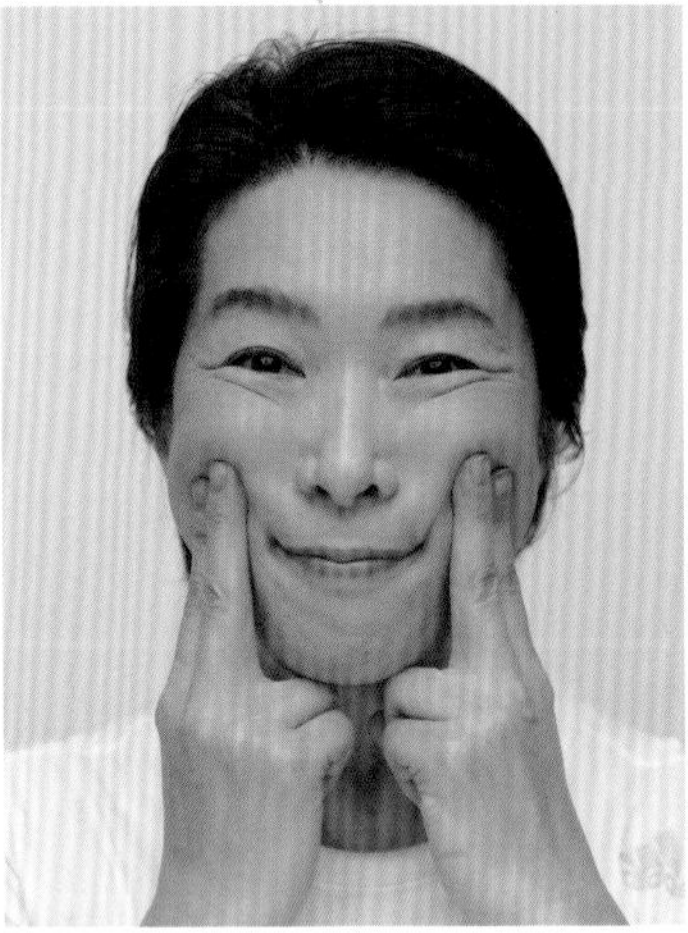

指を深く押し当てながら上下に８回動かす。

8回
×
3セット

動画で
CHECK!

いつも笑顔でいられる

Level 1　★

⑥ 空気ブクブク

8回
×
3セット

1

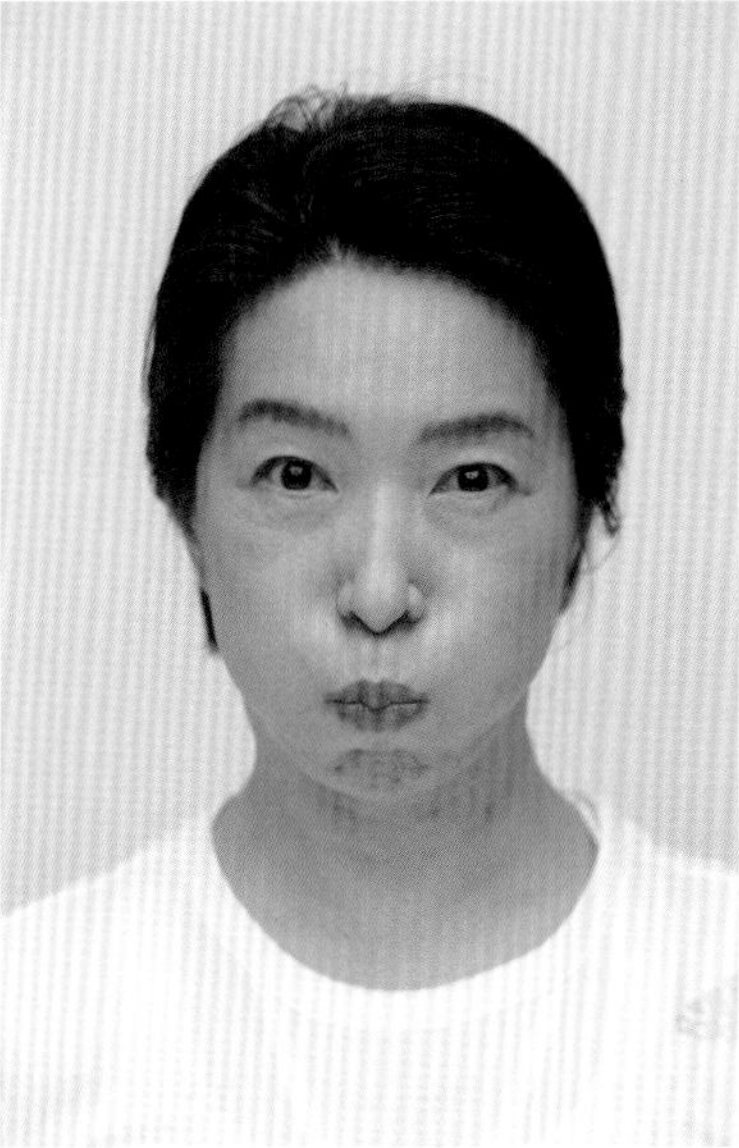

唇をしっかり閉じて、
頬に空気をためる。

2

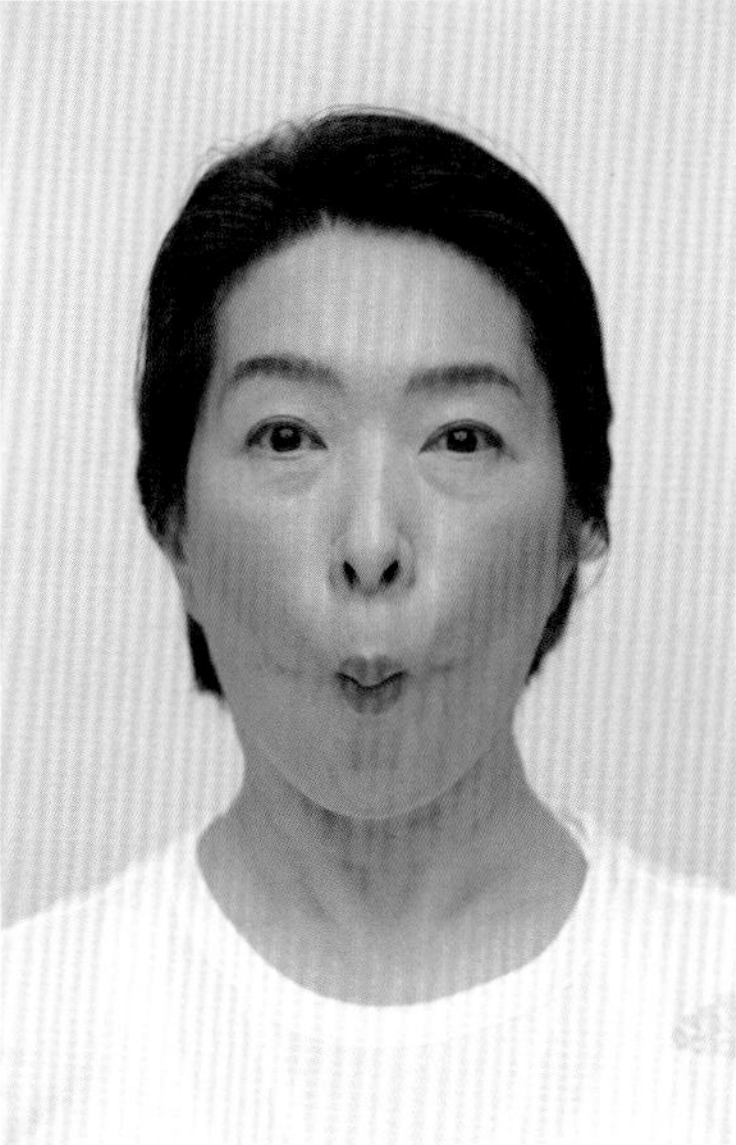

唇の内側全体に空気がいくように、大きくダイナミックに動かす。

動画で
CHECK!

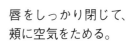

Level 2 ★★

⑦ 空気ブクブク右左上下

1カ所につき8回

1 スタートポジション

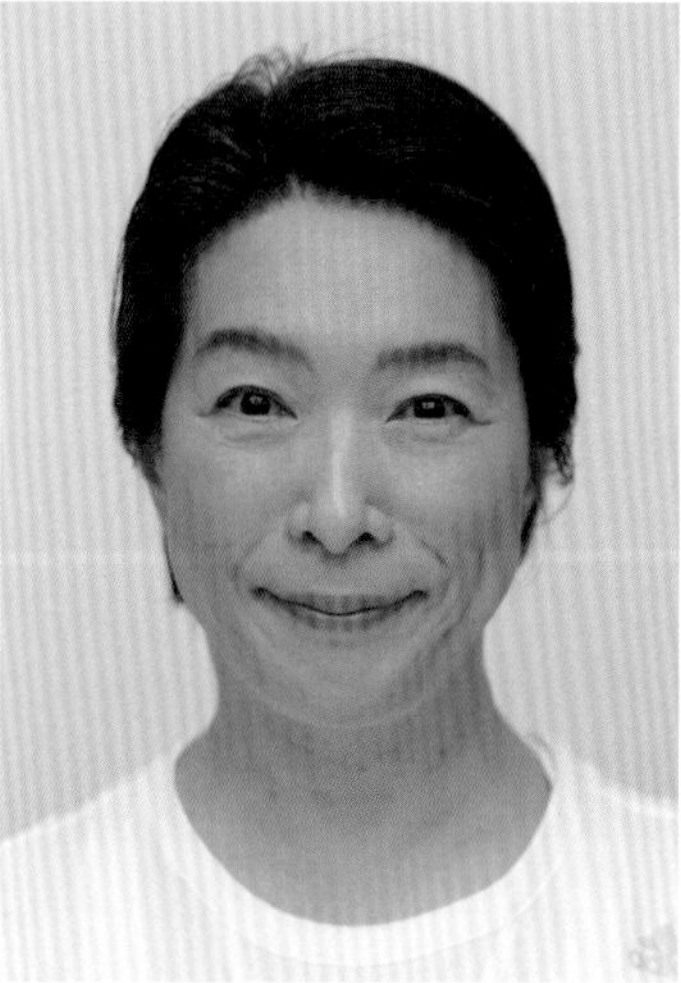

➡ 詳しくは、
28、29ページを参照

2

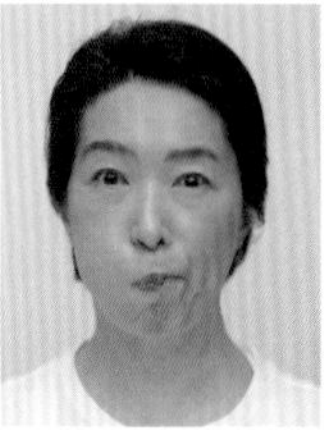

左

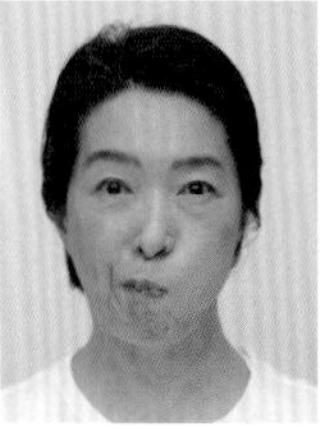

右

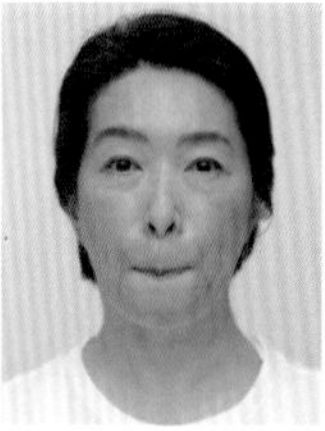

下

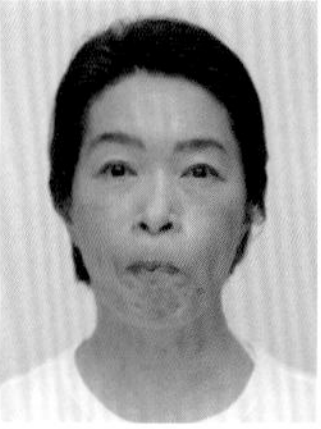

上

気を付けたい NG

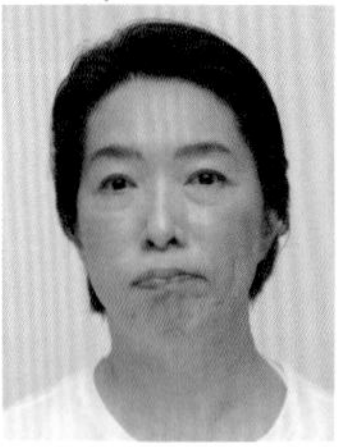

唇をしっかり閉じていない。頬にたくさん空気をためることやダイナミックに動かすことができない

応用編

毎食後、歯磨きのあとに水を口にふくんで行う

動画でCHECK!

飲み込みの不安がなくなる

Level 3 ★★★

⑧ 手のひらつきブクブク

各10回×2セット

1

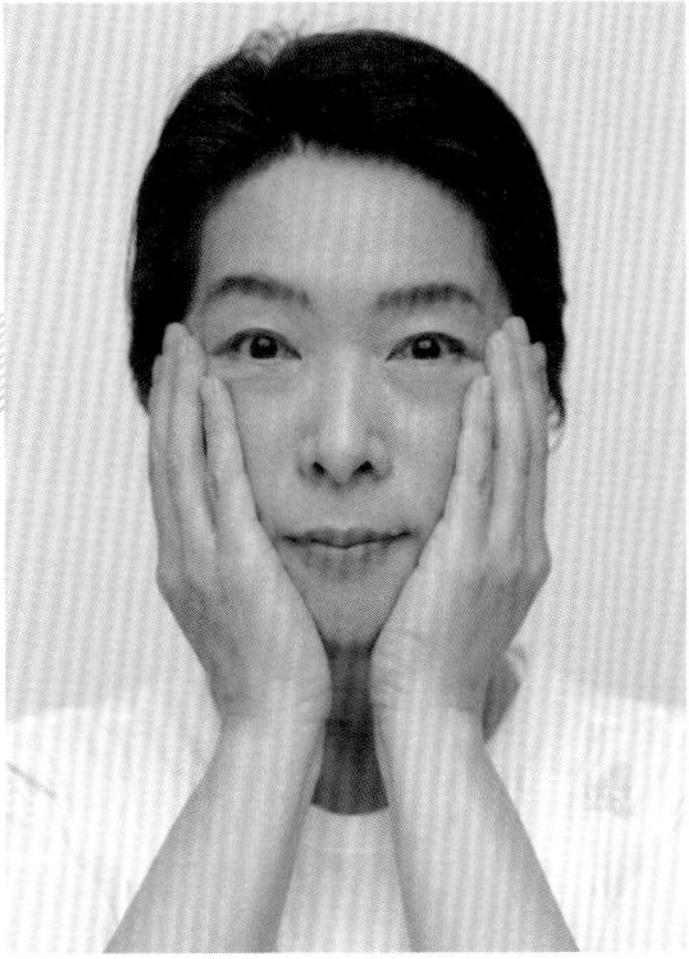

唇をしっかりと閉じて鼻で呼吸をする。両手を頬に当て、こめかみに向けて引き上げ、その位置をキープするように軽く押さえ込む。

2

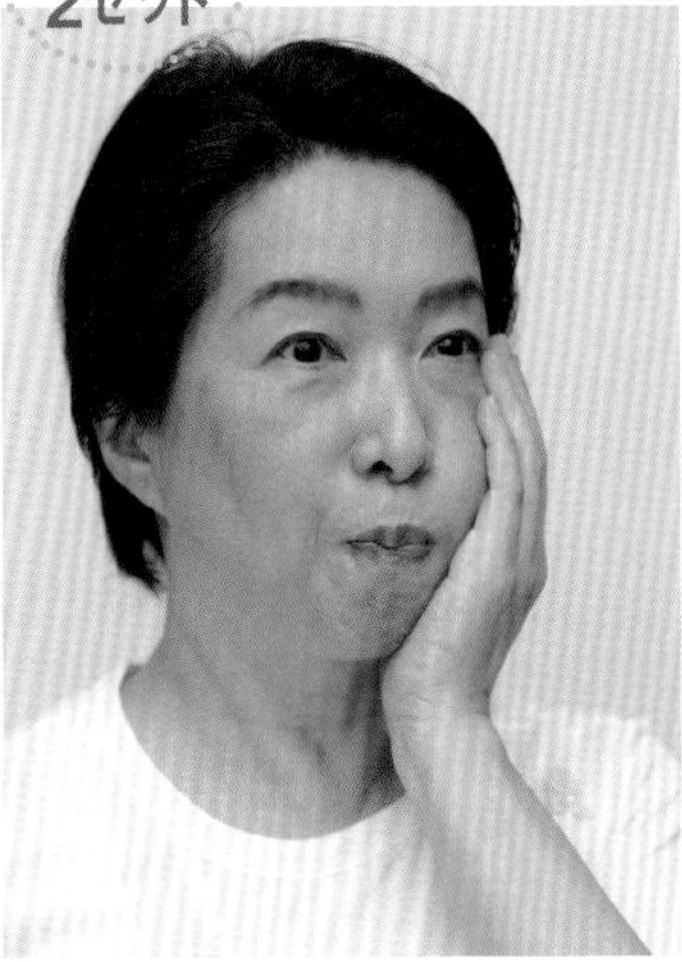

片手を外し、押さえた手に向かって頬をブクブクうがいするように動かす。逆側も同様に行う。

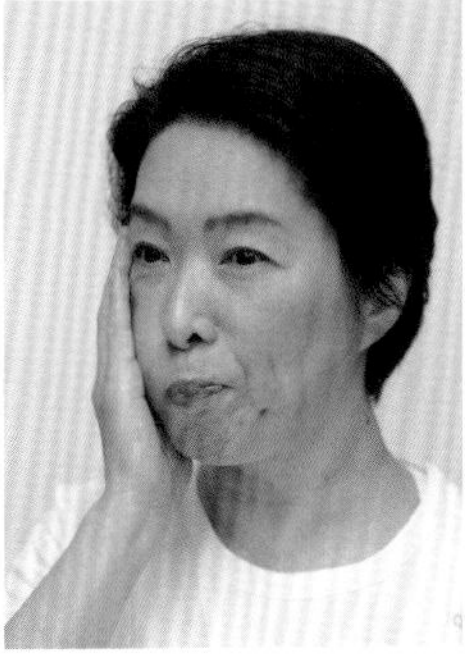

応用編
強度UP

押さえる手の強さは、負荷の強さ。軽い力から始めて、徐々に力を強める。

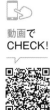

動画でCHECK!

Level 2 ★★

⑨ 割りばし口トレ

3分間

スタートポジション 1

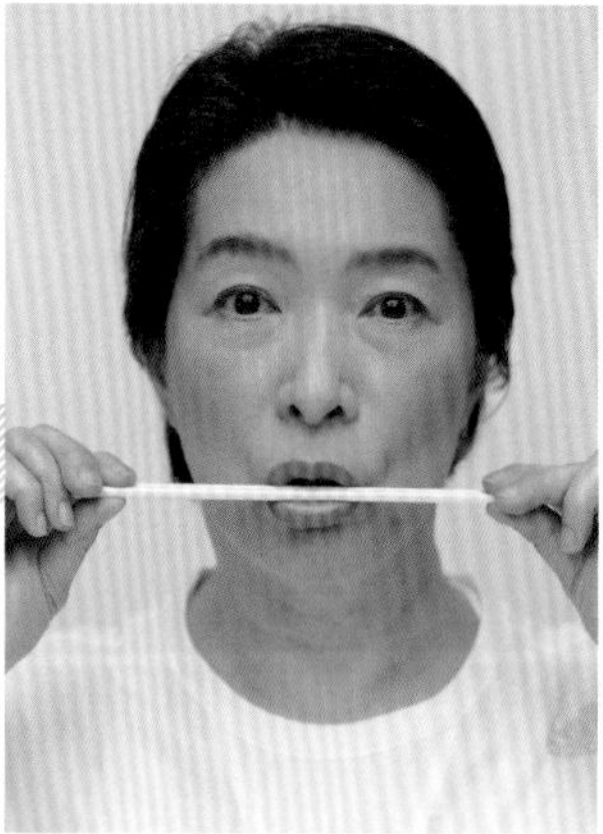

割り箸を割らずに唇でくわえ、唇を「イー」の形に開き、「ウー」の唇で割りばしが落ちないよう、上下の唇でしっかり挟む。

2

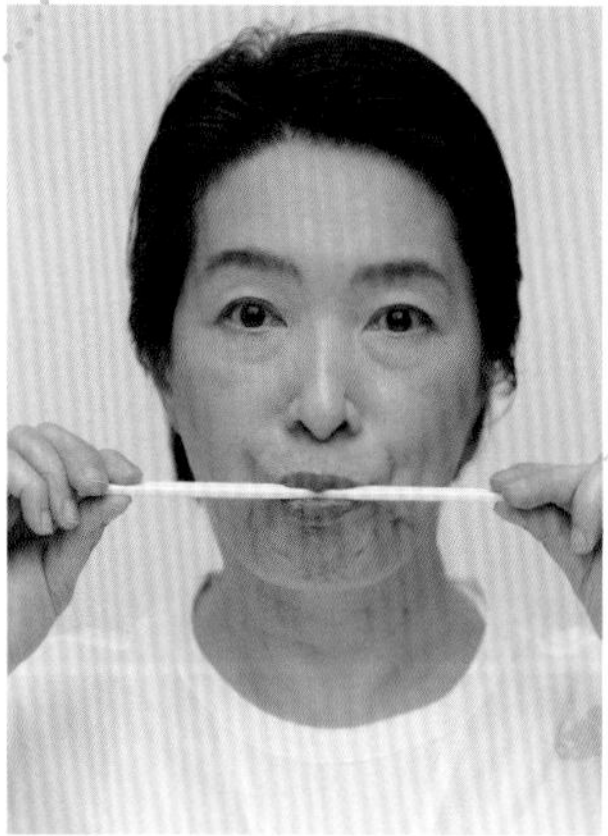

唇の形をキープして、割りばしが落ちないよう、そのまま3分間キープする。

動画で
CHECK!

応用編
強度UP

内側から指を軽く添えると指の重さが負荷になる。1本3分から始め、3本3分間キープまで負荷を強める。

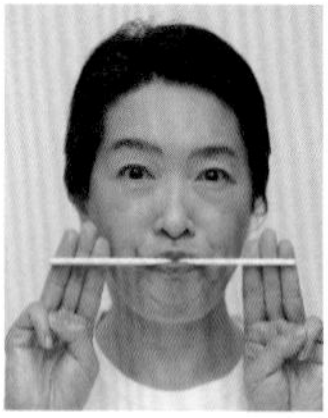

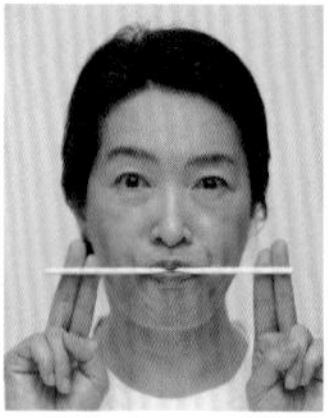

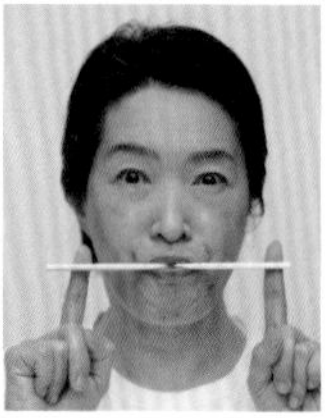

気を付けたい NG

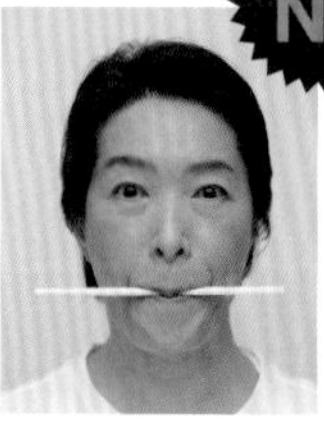

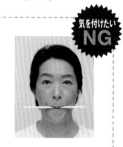

唇が割りばしを巻き込んだ形になる

言葉のもつれが改善される

Level 2 ★★

10 舌プッシュ

各3回ずつ

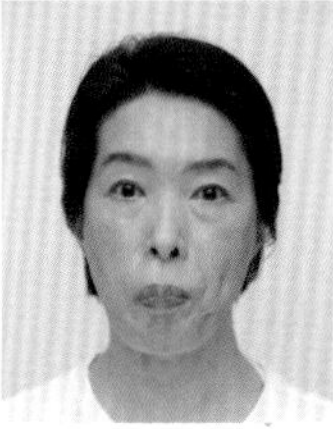

右正中

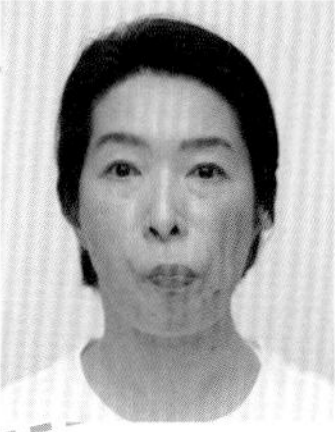

右口角の上

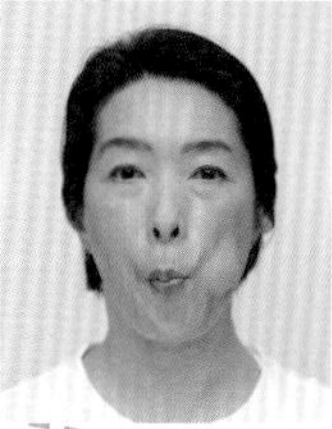

右口角横

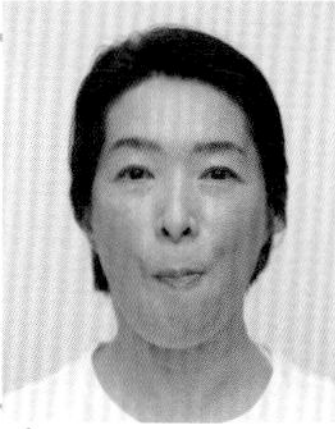

右口角の下

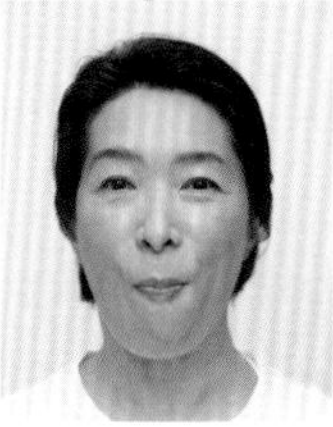

右正中

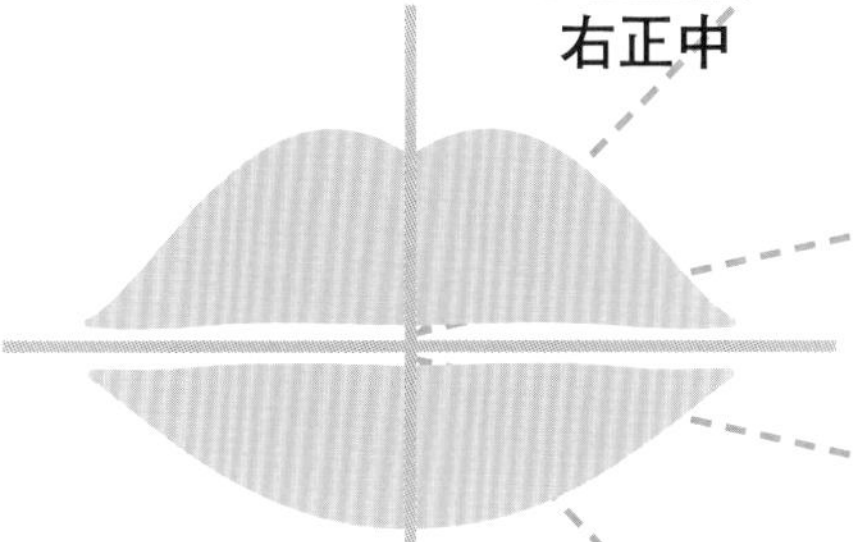

唇をしっかり閉じ、右の口の内側を舌でできるだけゆっくり強く押す。舌に力を入れてできるだけ強く長く伸ばす。片側5カ所を3回ずつ行う。左も同様に行う。

ポイント

自分の舌をよく観察する。力強く真っ直ぐ長く出るか。緩んで舌の周りに歯形がついていないか。舌の表面は滑らかか。舌苔の色や量はどうかを見る。

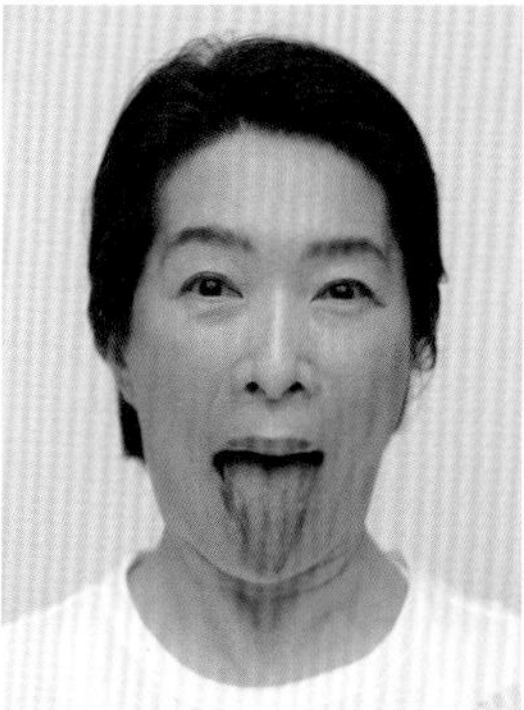

動画でCHECK!

目のかすみを防ぐ筋トレ

Level 1 ★

⑪ 目の周りマッサージⅠ

8回×3セット

1

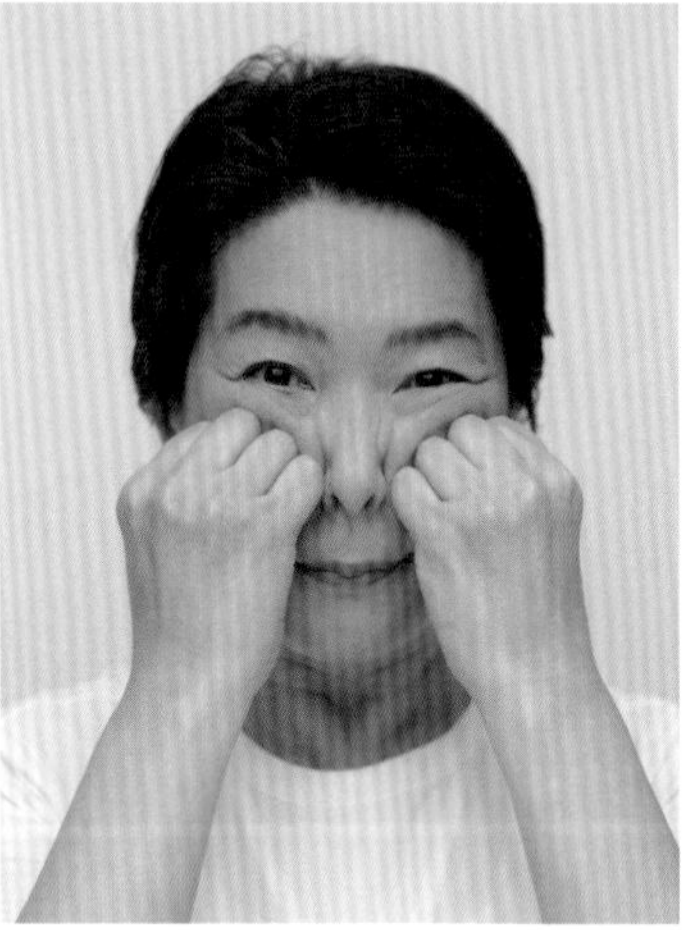

手を軽く結んで、指の第2関節を頬骨の上に軽く押さえるように乗せる。

2

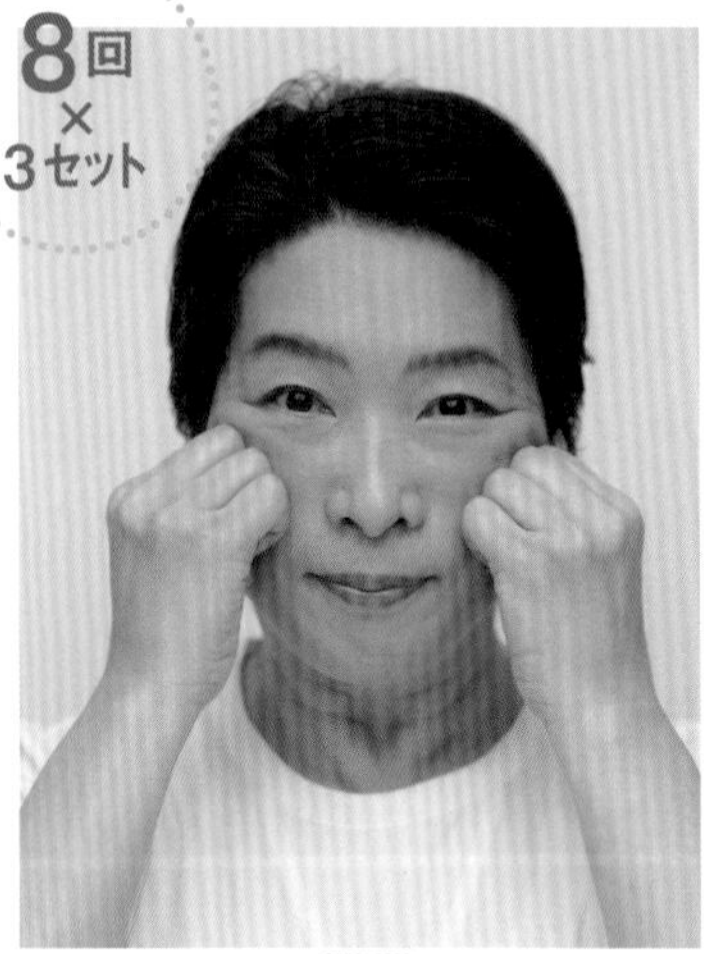

そのまま骨に添って手を横に動かす。8回を3セット行う。

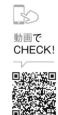

3

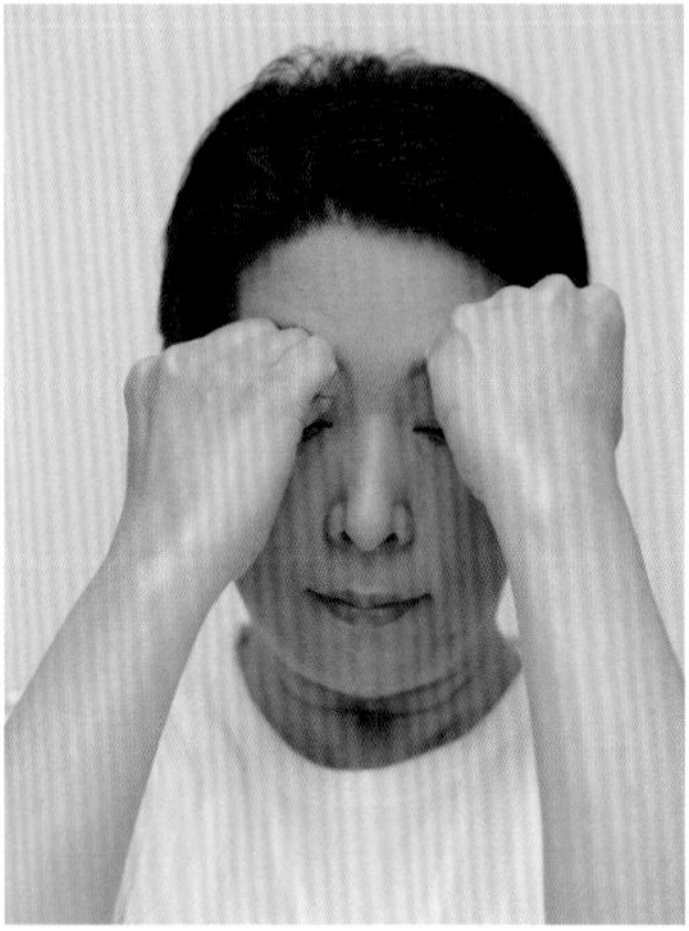

同様に眉毛の上も行う。

動画で
CHECK!

応用編
強度UP

慣れてきたら、頬骨に当てた手はそのままで、顔を軽く下に向けて負荷をかける。心地よい程度の負荷で行う。

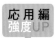

明るくハッキリ見える

Level 2 ★★

⑫ 目の周りマッサージⅡ

各8回×3セット

1

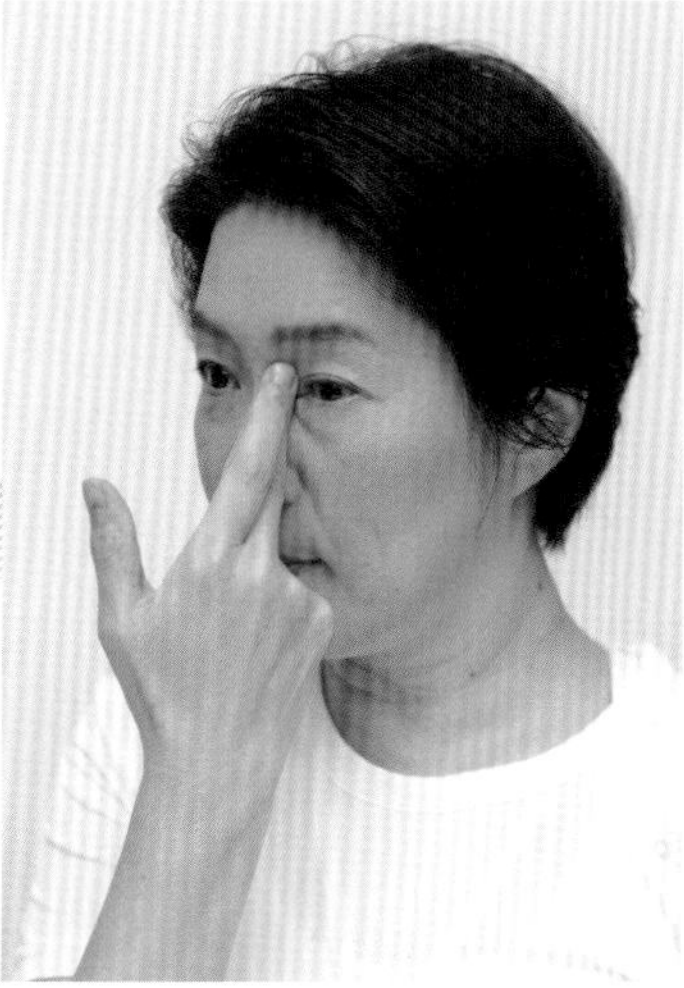

片方の手の人差し指と中指を、鼻と目頭の間に当て、鼻側に向けて力を入れて押さえる。

2

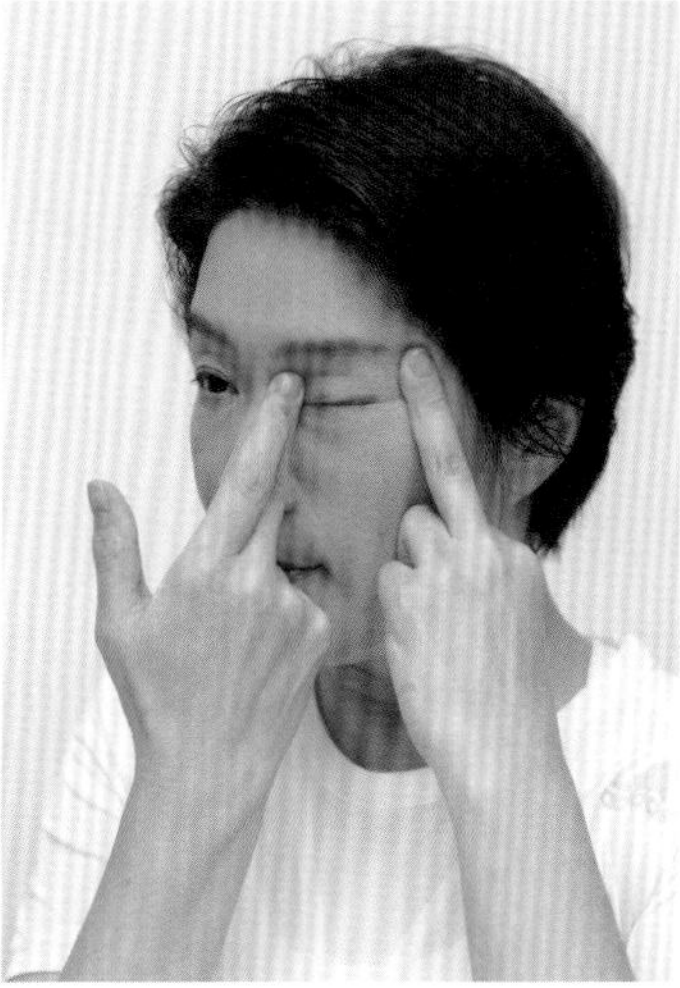

目頭のすぐ横に反対の手の中指を当て、骨に触れるように横に8回動かす。逆側も同様に行う。

動画でCHECK!

ポイント

できるだけ目をしっかり閉じて行う。

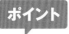

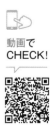

クチトレ＋（プラス）を使った筋トレ

本書で紹介した口トレは、毎日正しく行うことで効果につながります。しかし、ちょっと難しいと感じる方もいると思います。そこでここでは、もっと簡単に、誰でも同じように口トレをするための、道具を使った方法をご紹介します。

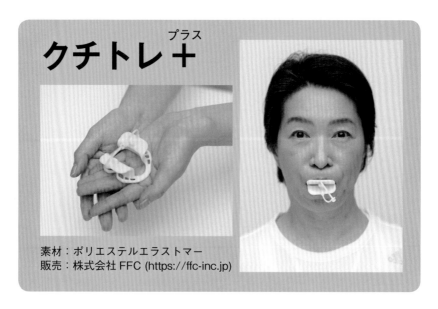

クチトレ＋《プラス》

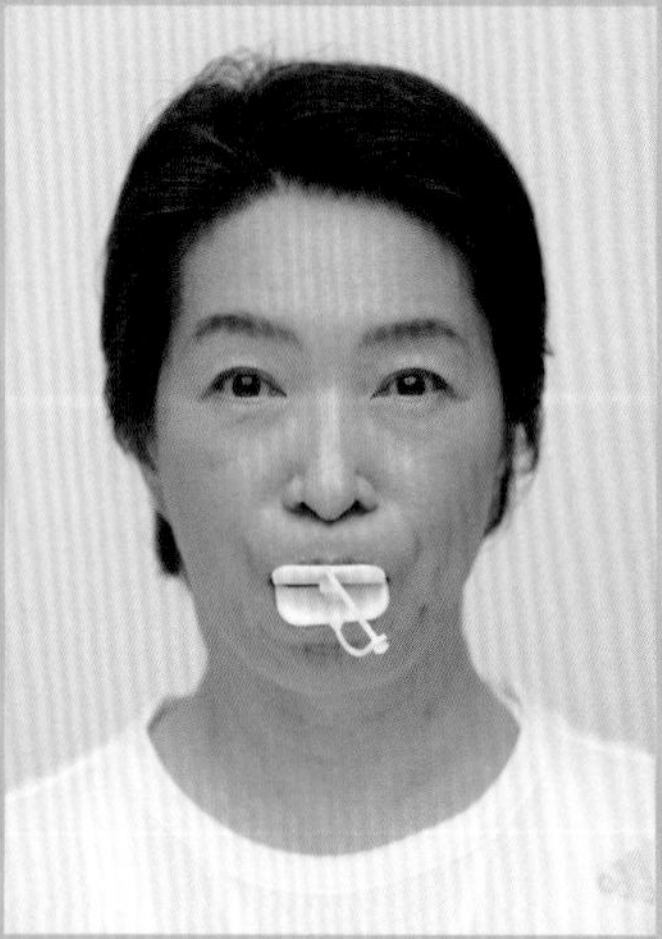

素材：ポリエステルエラストマー
販売：株式会社 FFC (https://ffc-inc.jp)

クチトレプラスⓇは、唇の閉じる力を負荷に口輪筋を口の内側から優しくしっかりトレーニングします。

※ゴムアレルギーの方はご使用をお控えいただいております。もしご使用になられたい場合は、主治医とよくご相談のうえ、ご使用ください。

さらに効果的な口トレ

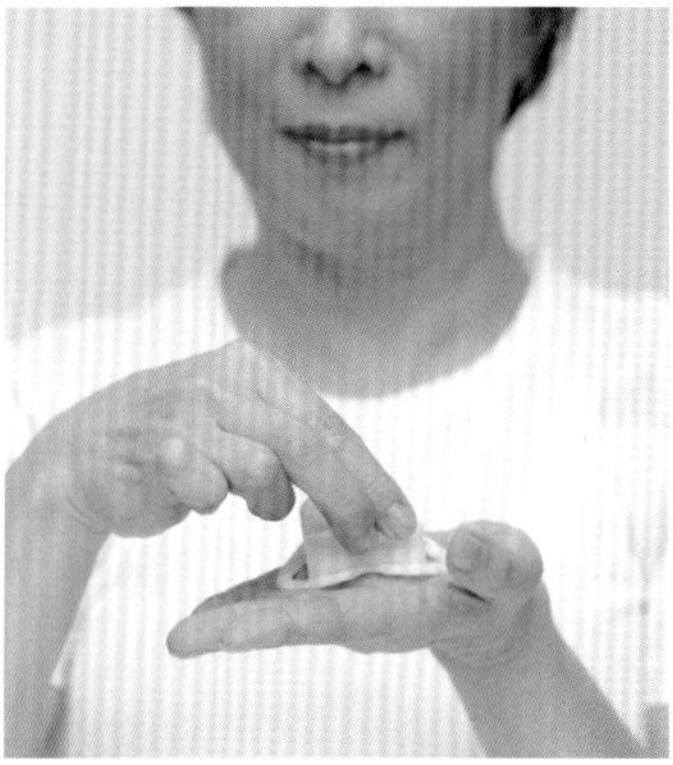

クチトレプラスは、口腔前庭と呼ばれる唇の内側、歯の前の部分（口腔前庭）に装着します。頬を膨らませたときにできる空間です。ゆっくり装着しましょう。

装着法

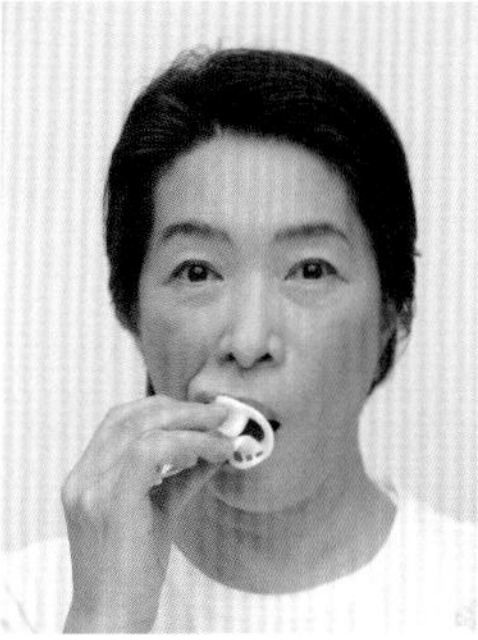

①利き手でクチトレプラスを持ち、左右に唇を動かしたときに、動かしやすいと感じたほうの口角に斜めに深く入れます。

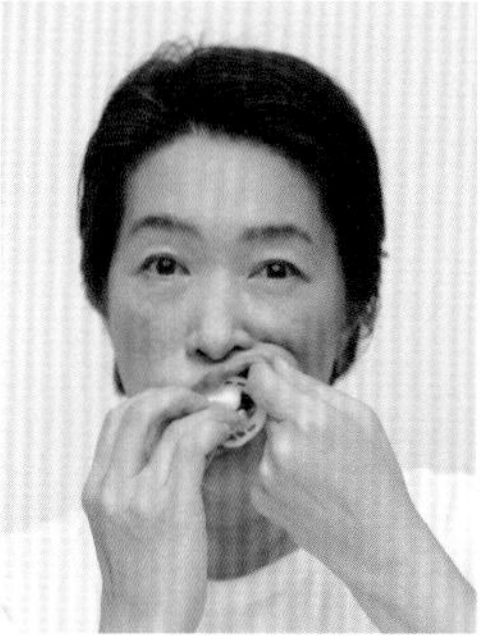

②反対側に入れるときは、指で上唇を軽く引き上げ、唇にクチトレプラスをかけ、そのまま指を滑らせるように動かします。

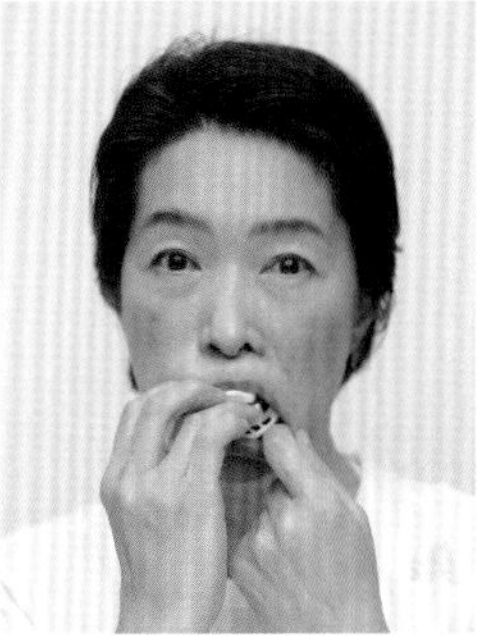

③指で下唇を引き下げ、唇をクチトレプラスにかければ、装着完了です。

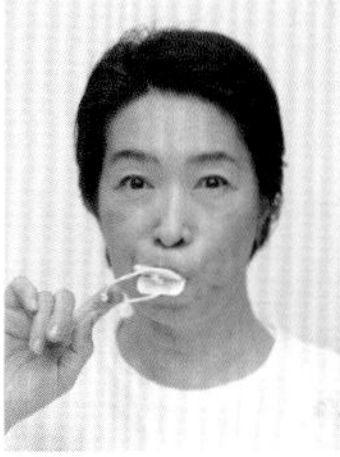

ポイント

歯ぐきに当たって痛い場合は、ロープを軽く引いて歯ぐきから浮かせた状態で使用してください。1日3分間、3回以上、しっかり唇を閉じて負荷をかけます。

ロトレ100日挑戦記録表

ゴール

100	／	／	／	／	／	／	／	／	／	／	↰
↱	／	／	／	／	／	／	／	／	／	／	90
80	／	／	／	／	／	／	／	／	／	／	↰
↱	／	／	／	／	／	／	／	／	／	／	70
60	／	／	／	／	／	／	／	／	／	／	↰
↱	／	／	／	／	／	／	／	／	／	／	50
40	／	／	／	／	／	／	／	／	／	／	↰
↱	／	／	／	／	／	／	／	／	／	／	30
20	／	／	／	／	／	／	／	／	／	／	↰
スタート	／	／	／	／	／	／	／	／	／	／	10

ポイント

・通しで体操を行ったときはもちろんですが、１種目、１回でも構いません。体操をした日は、その日にちを記入したり、マスを塗りつぶしたりして、挑戦の記録を可視化しましょう。

・２日、３日、５日と続けると、習慣化して、より効果が出やすくなります。でも、休んでも気落ちしないでください。「休むのは当たり前、また続ければいい」くらいの気持ちで、取り組んだほうが、長続きします。

・ムリせず、楽しく、体を動かすことを続けていきましょう！

第4章

自分の力で
トイレに行くための
骨盤トレ

トレーナー
岡橋優子

自分の力でトイレに行き、排泄するための力を養う

骨盤トレとは、１００歳まで自分の力でトイレに行き、ストレスなく排泄するための骨盤底筋のトレーニングです。そのポイントは３つです。

①意識して骨盤底筋を動かす
②さまざまな姿勢で骨盤底筋を鍛える
③さまざまな動作で骨盤底筋を使う

排泄のコントロールは、自分の意志で行う必要があります。トイレに行きたいと感じたら、適切な場所に着くまで我慢でき、スッキリ出せることが健康の証です。ところが、年齢とともに排泄トラブルは多くなっていきます。これは、骨盤底筋が弱くなることが大きな原因の一つです。

でも、ご安心ください。女性を悩ます尿失禁や、男性の頻尿・残尿なども、「骨盤トレ」で改善や予防が期待できます。

地味な運動ですが、コツコツ続けていくと、必ずその効果が「トイレ」で表れます。ぜひ、楽しみにして行ってみてください！

骨盤のつくり（女性）

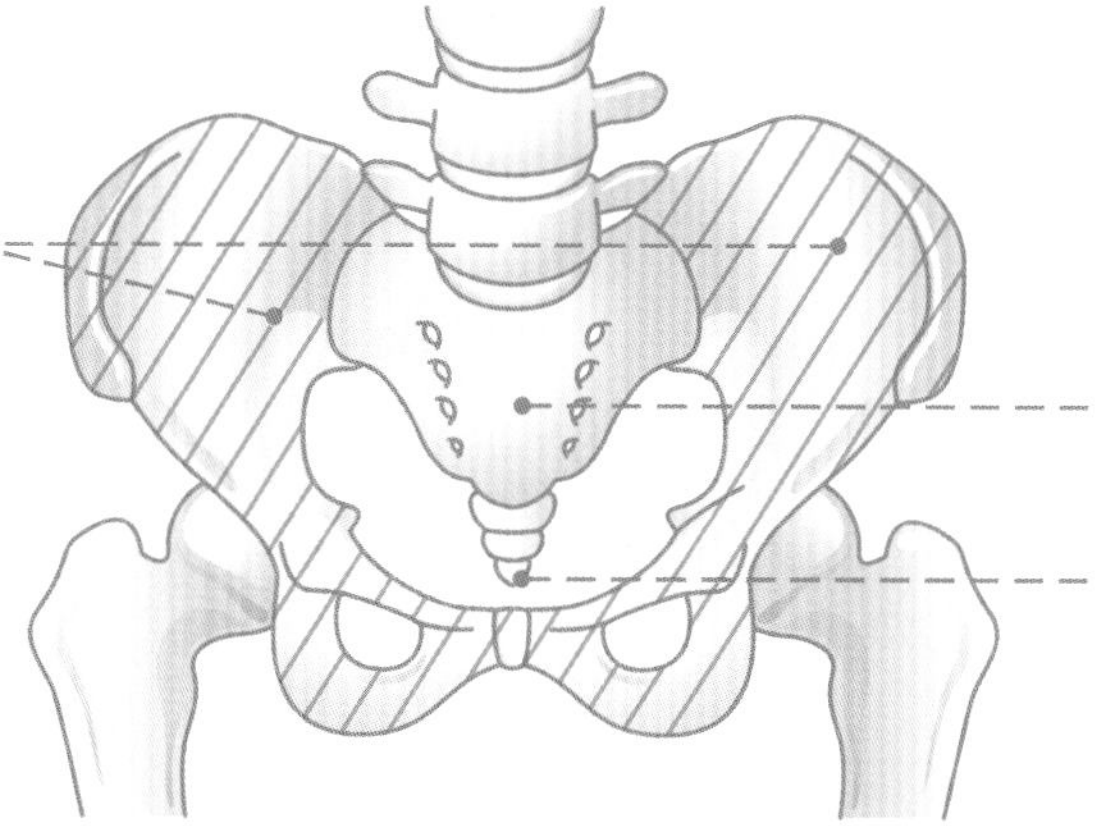

骨盤のつくりと日常生活における役割

骨盤は2つの寛骨、仙骨、そして尾骨の3種類4つの骨からなり、互いに強固な靱帯でつながっています。

2つの役割があり、1つは「格納」。水盤のような形で腸、泌尿器、生殖器といった重要な臓器を内側に納めています。もう1つは「連動」。カラダの中心で脊柱（背骨）と脚の骨（大腿骨）をつなぎ、上半身と下半身の動きを伝え、バランス良く動けるよう相互調整しています。

また、前傾・後傾、左右の上げ下げ、回旋の3つの動きをします。

骨盤につながる筋肉は非常に多く、背筋群、腹筋群、臀筋群、大腿の筋群、骨盤底筋群など、1つひとつを数えていくと約80もあります。

人間が移動したり、立ったり座ったりといった動作はもちろん、荷物を持ち上げる、靴を履くなどの日常動作でも、骨盤周りの筋肉がうまく連動することで、体を支えることができるのです。

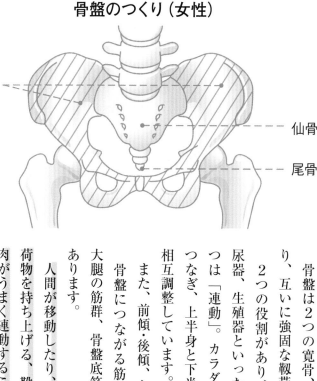

骨盤底筋の筋力の低下が起こすトラブル

骨盤につながる筋肉のなかでも、骨盤底筋は重要な役割を担っています。

骨盤は内部に、膀胱、子宮、直腸などが収まっていますが、底の部分は出産や排泄のため、大きく開口していて、「底の抜けたバケツ」状態です。

その底の部分に、ハンモック状に広がり底を支えているのが骨盤底筋です。体の内部にあるため、場所がわかりにくいのですが、骨盤の底の肛門や尿道口（女性）があるところ、椅子に座ったときに座面の上にペタッと乗っている部分、自転車に乗ったときはサドルの上にある部分が、骨盤底筋に該当します。

骨盤底筋は、腹筋、背筋、横隔膜とつながり、胴体部のインナーマッスル（体幹の筋肉）を筒状に構成しています。

姿勢を維持し、呼吸と連動して腹圧をコントロールし、動くときの安定やバランスを調整するという重要な役割をはたしているので、それだけに、骨盤底筋の筋力が低下すると、機能不全が起こります。

機能不全の例は次のとおりです。

・頻尿、残尿、失禁などの排泄トラブル

・内臓下垂、臓器脱
・呼吸の乱れ
・姿勢の崩れ
・バランス力低下
・下腹部ポッコリ

機能不全に陥ると、日々の生活に困るだけでなく、さまざまなボディバランスの崩れや体調不良につながります。毎日を健康に過ごすために、ぜひ、骨盤底筋の筋力を維持しましょう。

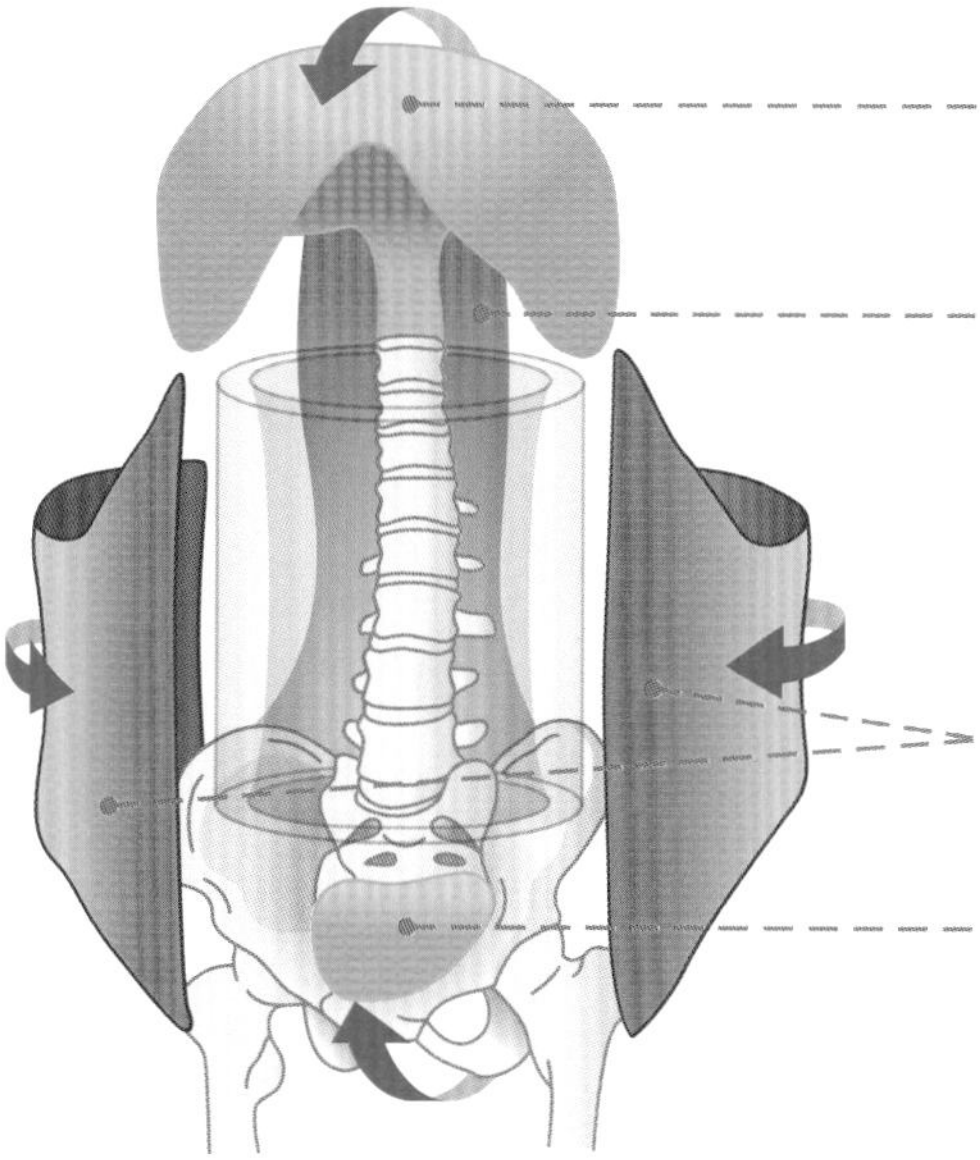

ゆがみとゆるみの違い

エクササイズを始める前に、骨盤のゆがみや骨盤底筋のゆるみをチェックしてみましょう。

まず、ゆがみとは、筋バランスが崩れている状態を指します。

骨盤は約80の筋肉とつながっているため、どれかが硬くなったり弱くなったりすると、筋肉の連結部や筋膜、靭帯を通じて、ほかの筋肉に影響を及ぼします。その結果、筋バランスが崩れ、さまざまな「ゆがみ」を引き起こします。

日々の習慣や動きのクセはその大きな要因の一つです。たとえば、右足を組むクセがあると、右の臀部や腰部の筋肉が常に斜め上に引っ張られた状態で硬くなり、ゆがみをつくってしまいます。

次に、ゆるみとは、「筋肉がリラックスしている状態」と「筋肉が十分に筋力を発揮できない状態」という二つの状態で、トラブルを引き起こすのは、後者です。

たしかに、どんなにトレーニングやストレッチをしていても、年齢とともに筋力は低下するため、ゆるみやゆがみをなくすことはできません。

しかし、自分の体の変化を知り、最適なトレーニングを習慣化することで、ゆがみやゆるみの加速を抑えることはできます。

ゆるみ＆ゆがみチェック表

	いつも同じ脚を組む癖がある
	姿勢が悪い、猫背やO脚である
	左右の肩や腰の位置が違う
	運動不足、足腰の衰えを感じる
	座って足裏を合わせると膝の高さが違う
	寝転んで足を伸ばすと左右のつま先の角度が違う
	片方の膝、股関節に痛みや不調がある
	外出や旅行、運動時にトイレが気になる
	セキやクシャミでトイレが気になる（モレる）
	さっきトイレに行ったのにまた行きたくなる
	夜中にトイレに行くために起きる
	出産経験がある
	50歳以上である
	痩せているのに下腹がポッコリ出ている

青はゆがみ、赤はゆるみを示している。

女性特有の悩み

骨盤と骨盤底筋は、形や構成が男女で大きく異なります。ここでは男女の性差を比較しながら、特徴と排泄トラブルについてお話しします。

女性の骨盤は、男性の骨盤よりも広く浅く、妊娠、出産に適した構造になっています。胎児の頭が通過できるように大きく開口する会陰部を中心にもち、骨盤底筋の面積が広く、柔らかくできています。

また、尿道の長さは男性の約5分の1ほどしかないため、膀胱が圧迫されたり、腹圧がかかったりすると尿が出やすいのです。骨盤底筋を締めるときに、肛門に力を入れるだけでは、尿道口が十分締まらないこともあり、男性よりも意識して継続する必要があります。

さらに、女性ホルモンの影響で筋力が変化するのも、女性特有です。更年期以降、尿もれや頻尿が増えるのも、女性ホルモンのエストロゲン値の低下が原因の一つです。

○女性特有のトラブル

・くしゃみや運動などで尿がもれる腹圧性尿失禁
・臓器脱（子宮、膀胱、直腸などが会陰部から脱出）
・内蔵下垂と浅い骨盤腔のため、下腹部がポッコリ出やすい

骨盤底筋の周辺

骨盤のしくみ

女性

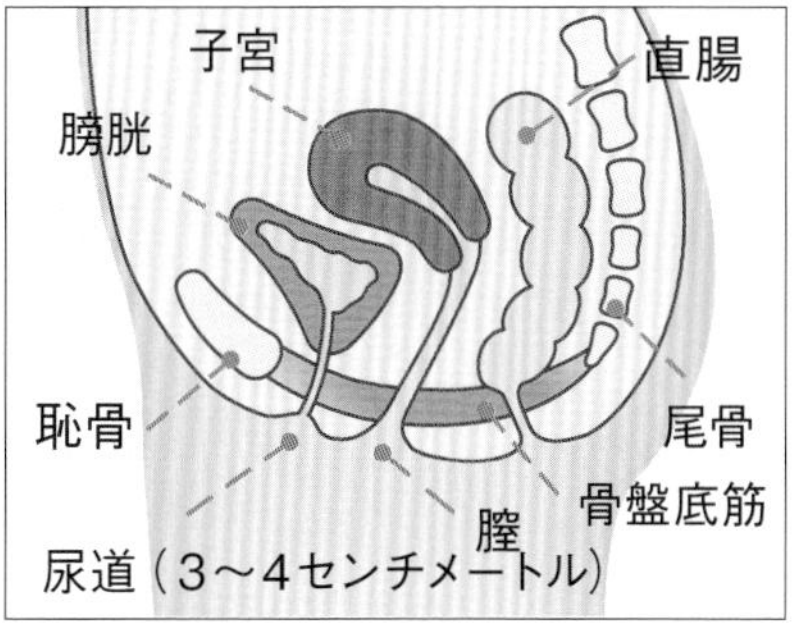

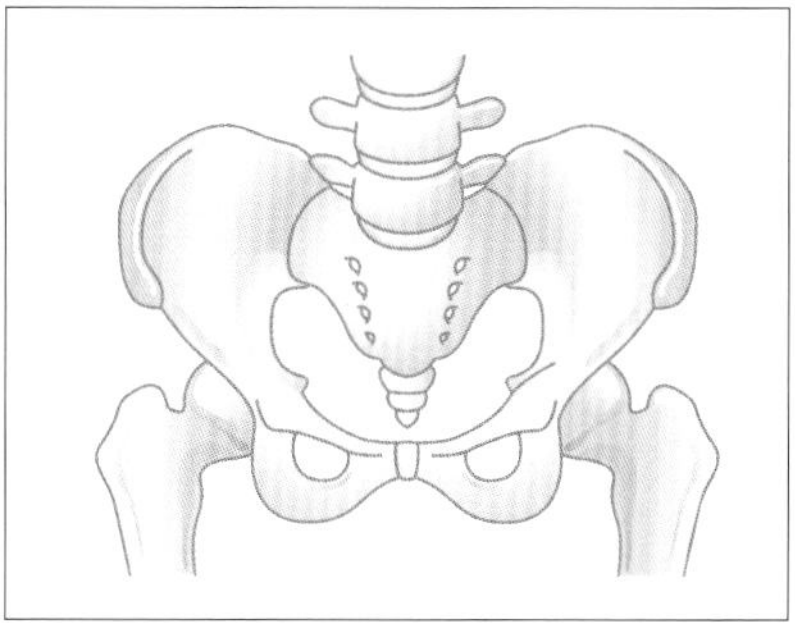

男性

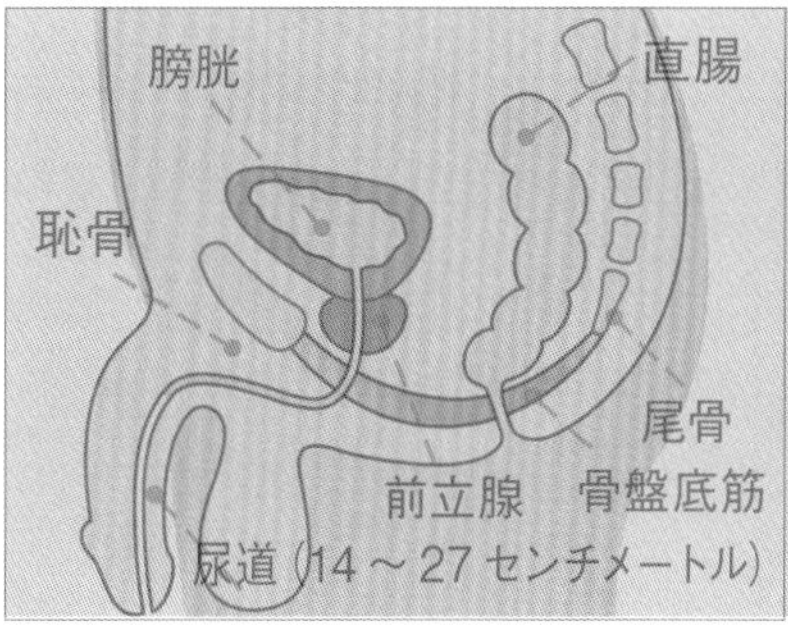

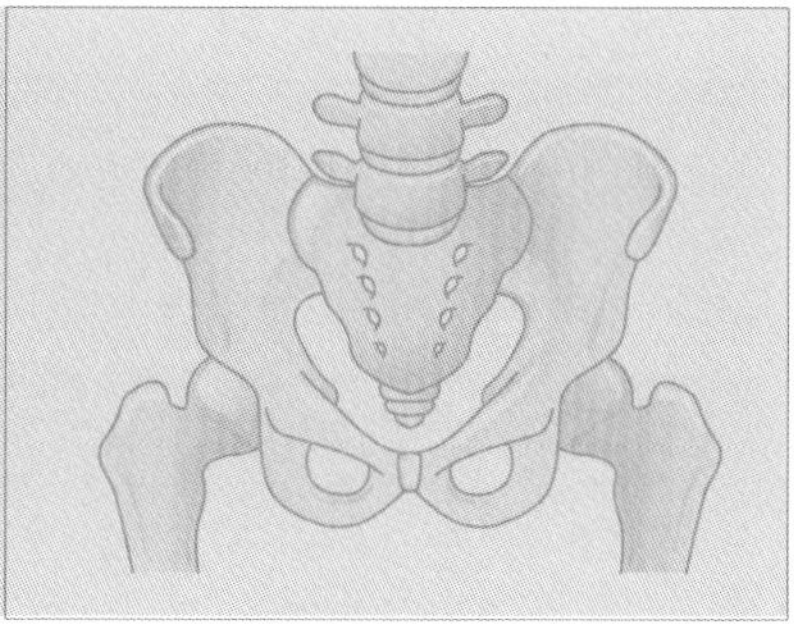

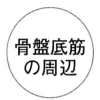

男性特有の悩み

男性の骨盤は、女性より狭く、縦に長く、深い構造をしています。

骨盤底筋の面積も狭く、開口部は肛門がもっとも大きく、尿道口は女性とは異なり、体外に長く伸びた部分にあるため、尿が残る、尿が出にくい構造です。

また、膀胱下部で尿道を取り囲んでいる前立腺は加齢とともに肥大するため、尿道を圧迫し、残尿を増やす要因の一つとなっています。

骨盤底筋は女性よりも厚さがあり、硬化しやすい特徴があります。ですので、血行不良が起こり生殖器の機能不全にもつながる可能性があります。骨盤底筋の血行を良くするためにも、骨盤底筋を動かすことが有効です。

○男性特有のトラブル

・残尿
・頻尿（とくに夜間）
・出したいのに出せない、少しずつ出るといった排尿障害
・骨盤腔が狭いためへそ周りがポッコリ出やすい
・ＥＤ（勃起不全）

骨盤底筋の周辺

骨盤のしくみ

女性

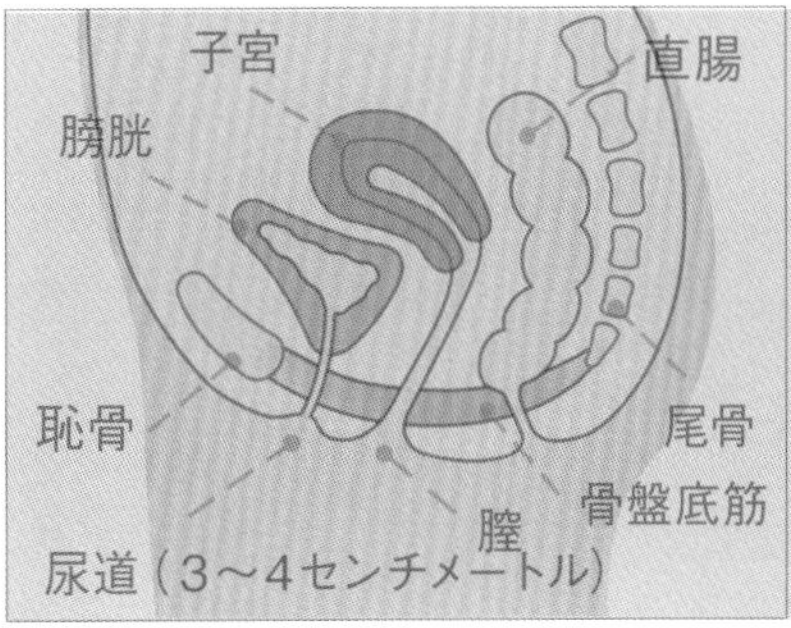

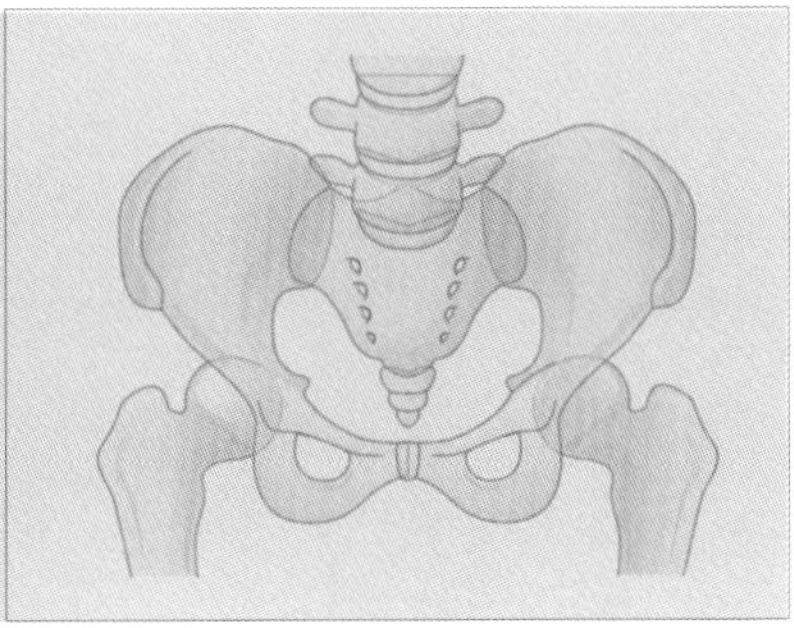

男性

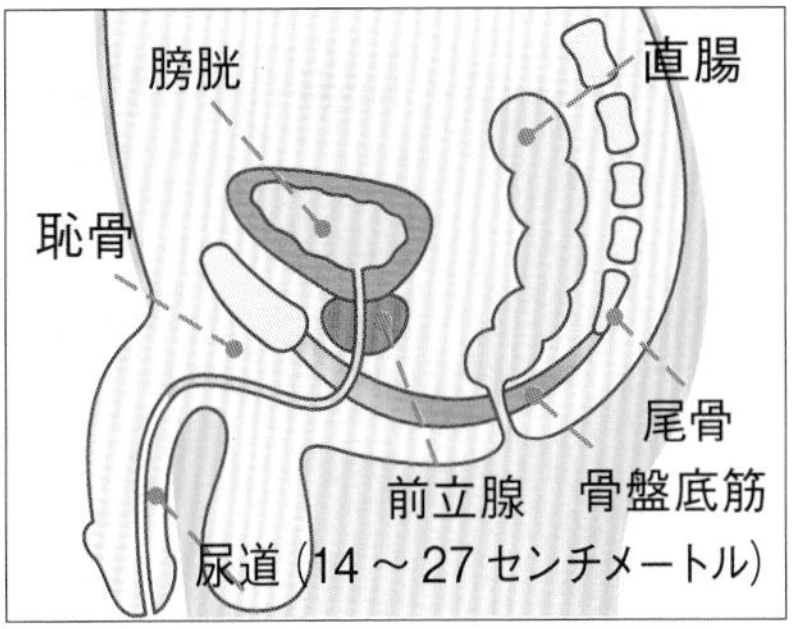

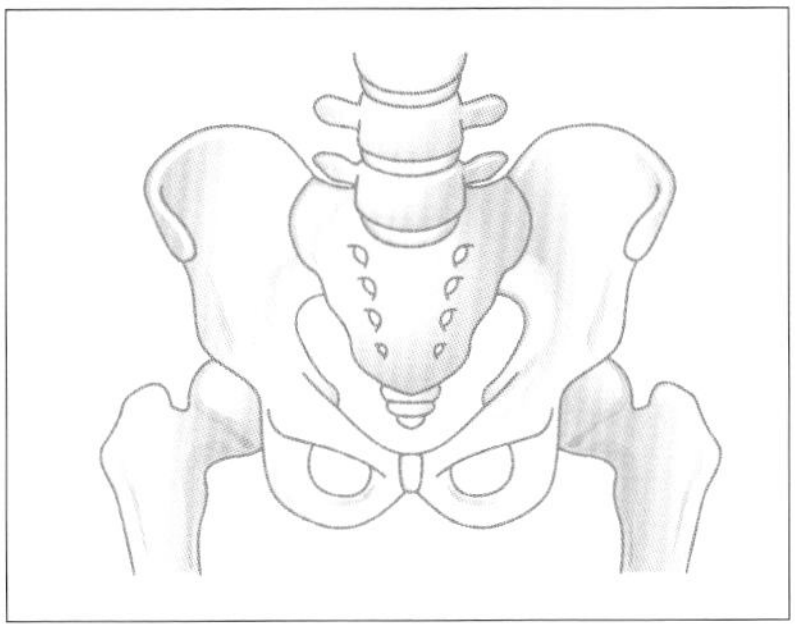

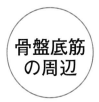

スイッチが入っている感覚を身につける

筋肉はモノが触れたり、冷たさや熱さなどの刺激が入ると、神経を通じて脳に刺激が伝わり、その場所を察知します。

これを感覚入力といいます。そして、私はこれを、スイッチと呼んでいます。

普段から意識して動かすことがない部分や、自分で直接見ることができない骨盤底筋は、こういった神経伝達が不十分です。ですから、まずはタオルや手のひらを当てて骨盤にスイッチの感覚入力を入れましょう。

① タオルのお団子の上に座る

タオルを用意します。そのタオルの一カ所を結び、お団子をつくります。丸めたタオルを、椅子の上に縦向きに置き、その上に浅く座ります。

すると、その刺激により骨盤底筋が持ち上がります。

② タオルを引っ張り上げる

タオルを股の間に挟んだ状態で、前後から引っ張り上げます。骨盤底筋が恥骨から尾骨までしっかりと引き上がり、腰や背中が伸びる感覚があります。

③タオルを丸めて上に座る

タオルをおしぼり状に丸めて、椅子の上に縦に置いて座ります。すると、骨盤底筋全体がまんべんなく刺激されます。

④手のひらを当てる

直接、手のひらを当てて中指の先が肛門に当たるようにして座ります。すると、手のひらで直接、筋肉の動きを確かめることができます。

動きをイメージしながら集中して動かす

骨盤スイッチが入るようになったら、力を入れたり緩めたりしてみましょう。

椅子に浅く腰かけます。足腰が緊張しないように足は腰幅に開きましょう。膝は90度に曲げ、足裏が床につくようにします。骨盤を立てて背中を伸ばします。

ポイントは、自分で見て確かめることができないので、動きをイメージしながら集中して動かすことです。

それでは、試しに骨盤底筋を動かしてみましょう。

①骨盤スイッチを入れた部分に集中する。
②肛門の辺りをキュッと締める（女性は排尿を止めるように力を入れる）。
③おならやトイレを我慢するように肛門に力を入れる。
④肛門や座面に当たっている部分を体の中に引き込むように力を入れる。

すーっとティッシュを引き上げるようなイメージで引き込みます。軽い力で十分です。呼吸は止ず楽に行ってください。

上手く動かせると

・下腹部が軽く締まる感じがする
・背中が少し伸びる感じがする
・肛門の辺りがキュッと動いた感じがする

上手く動かせていないと

・息が止まる→力が入りすぎ、喉を締めてしまう
→「ん～」と声に出して軽くハミングしながら行う
・肩が上がる、腰が丸くなる→上半身の筋肉が緊張
→仰向けに寝転んで行ったり、両手で座面をつかんで背伸びをしたりする
・お尻に力が入って腰が持ち上がる→臀筋が緊張する
→お辞儀をするように前傾して行う
・おへそ周りがへこむ、腰が丸くなる→腹筋に力が入りすぎる
→両手をおへその上に置き、腹部が変化しないように行う

日常生活に取り入れる

日常動作にも骨盤底筋スイッチをプラス

骨盤にスイッチを入れ、意識して引き上げることができると、腰や背中が伸び、体幹が安定し、お腹周りも引き締まった感じがします。

普段から骨盤スイッチを入れて座る、立つ、歩くなどの日常動作を行うことで、体がその反応を覚え、やがて自然にできるようになっていきます。

骨盤スイッチを入れて、日常動作をすることも立派な骨盤トレです。ですから、日常生活のなかに、うまく取り入れていってみてください。

① 骨盤スイッチを入れて〝ウォーキング〟

まずは普段どおり10歩ほど歩いて、その感覚を覚えておきます。次に骨盤スイッチを入れ、すっーと筋肉を引き上げると、背中が伸び、ヒップもウエストも少し引き締まった感じがします。その感覚のまま歩いてみましょう。脚が軽やかに前に出て、楽に心地よく歩けるはずです。

② 骨盤スイッチを入れて〝立ち上がる〟

タオルを用意します。そのタオルの中間を結び、椅子の上に縦向きに置きます。その上に座って骨盤スイッチを入れます。前を向いたまま上半身を少し前に倒します。骨盤底筋を締めながら、足裏で床を押して立ち上がりましょう。背筋を伸ばして腹筋に力を入れると、すっーと一息で体が持ち上がります。

③ 骨盤スイッチを入れて〝パソコン作業〟

タオルを用意します。そのタオルを、おしぼりのように丸めて、椅子の上に縦向きに置きます。その上に座って両方の足裏を床にぴったりとつけ、座骨で座るようなイメージで骨盤を立てます。タオルが当たる部分の骨盤底筋を引き上げるように力を入れて骨盤スイッチを入れます。背骨が伸びて、前に出がちな顎の位置が、正しい位置にくるのを感じてみましょう。

① 四八呼吸

5回

詳しくは、
42、43ページを参照

動画で
CHECK!

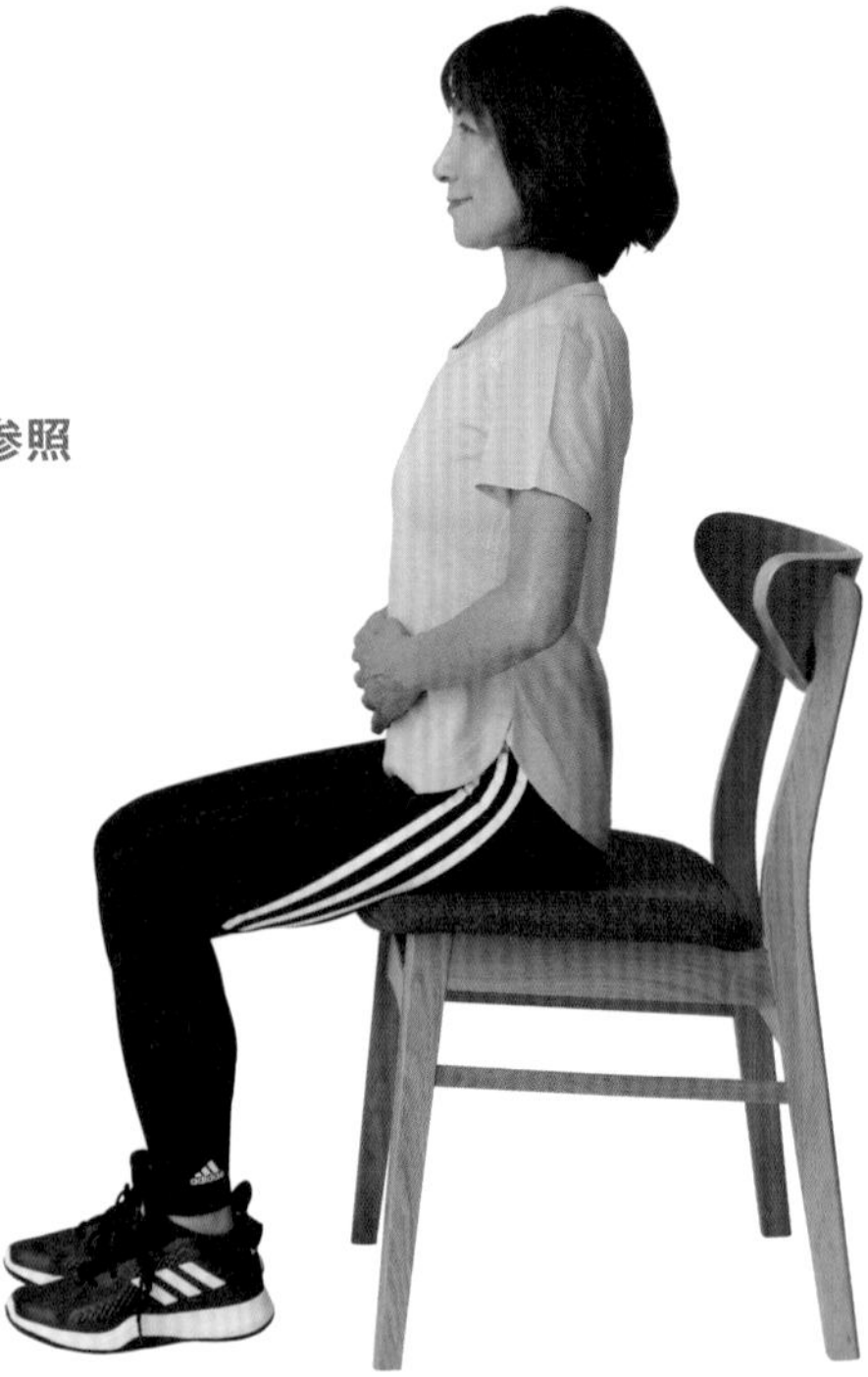

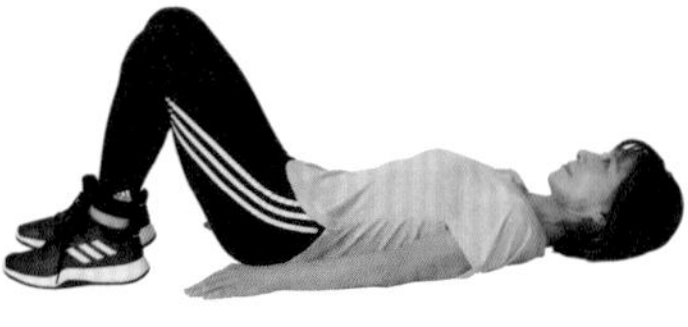

応用編
強度UP

寝転んで、四八呼吸をリラックスして行うのもおすすめ。

気を付けたい
NG

背中を
丸める

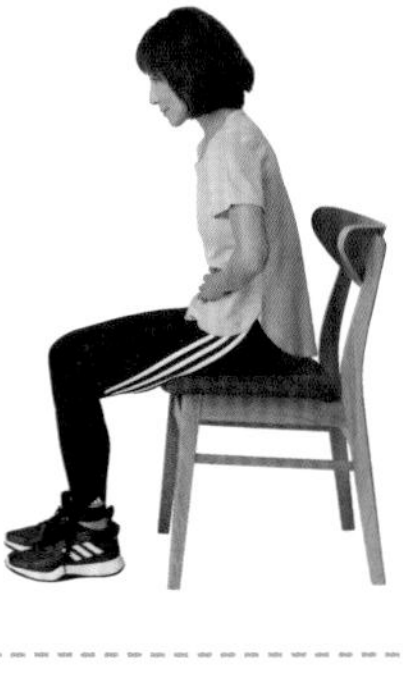

残尿感改善

② 横ゆらゆら

10セット

詳しくは、
20、21ページを参照

1

右

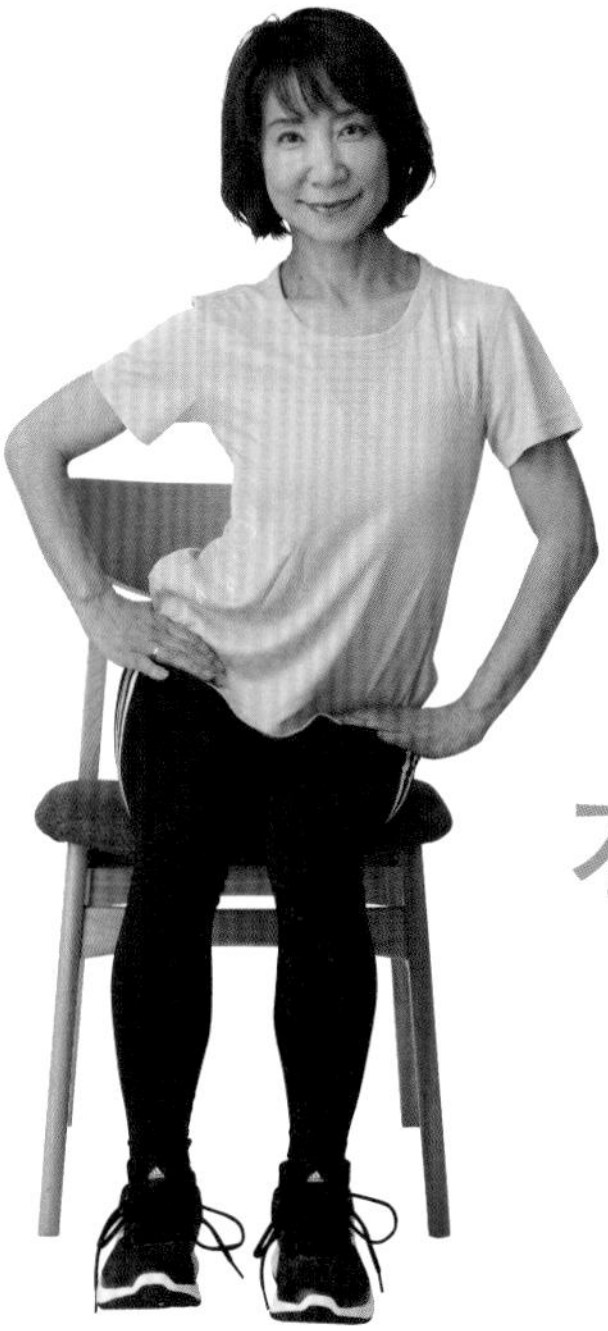

2

左

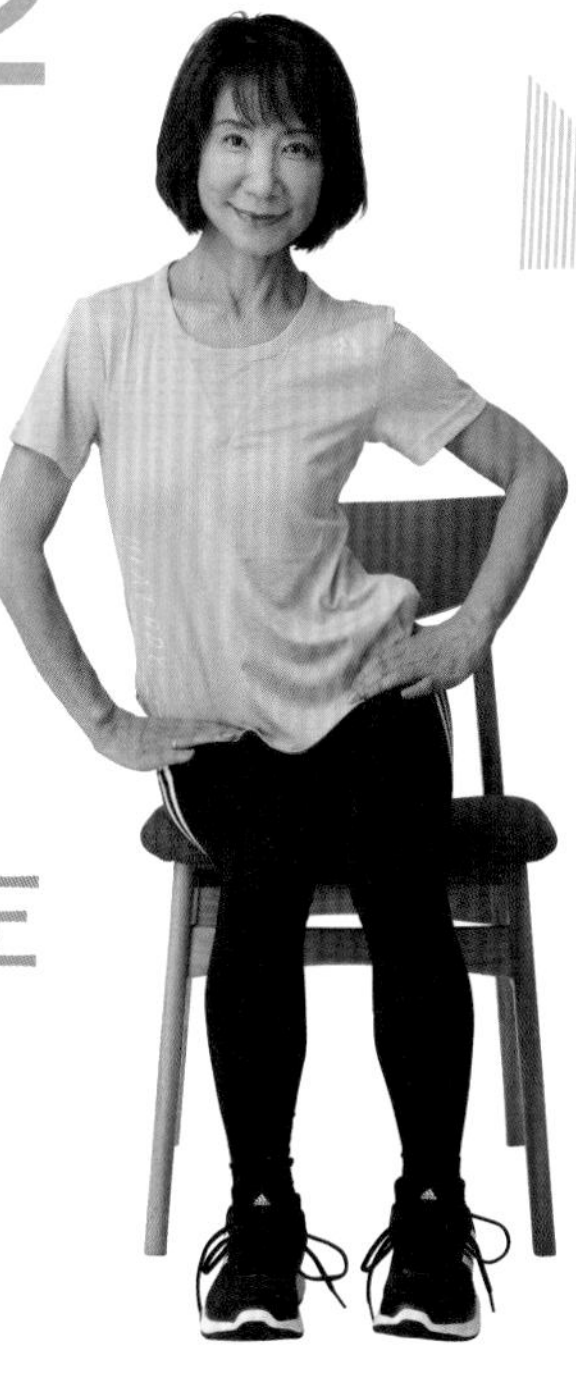

ポイント

骨盤底筋をほぐすのが目的。骨盤底筋を意識しながら腰を柔らかく動かす。

動画で
CHECK!

※写真、動画は、読者の方の向きに合わせています

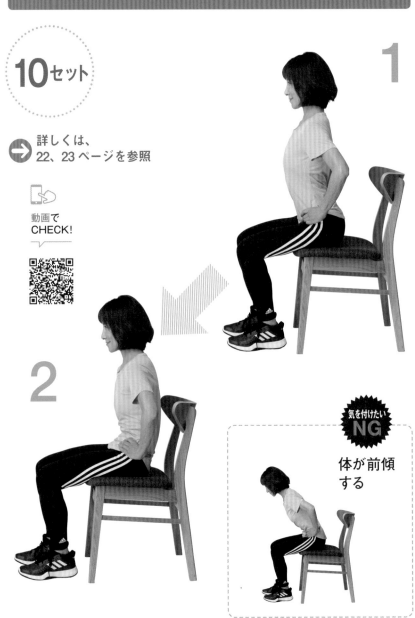

③ 前後ゆらゆら

10セット

詳しくは、
22、23ページを参照

動画で
CHECK!

1

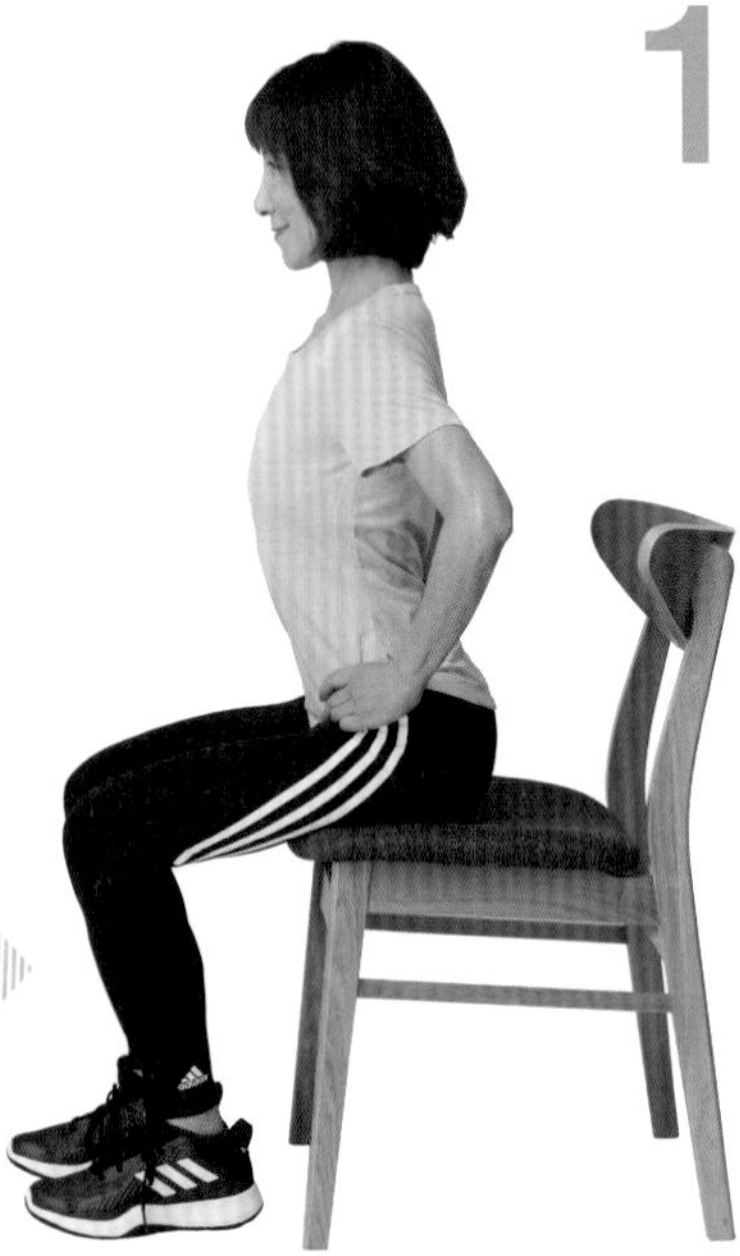

2

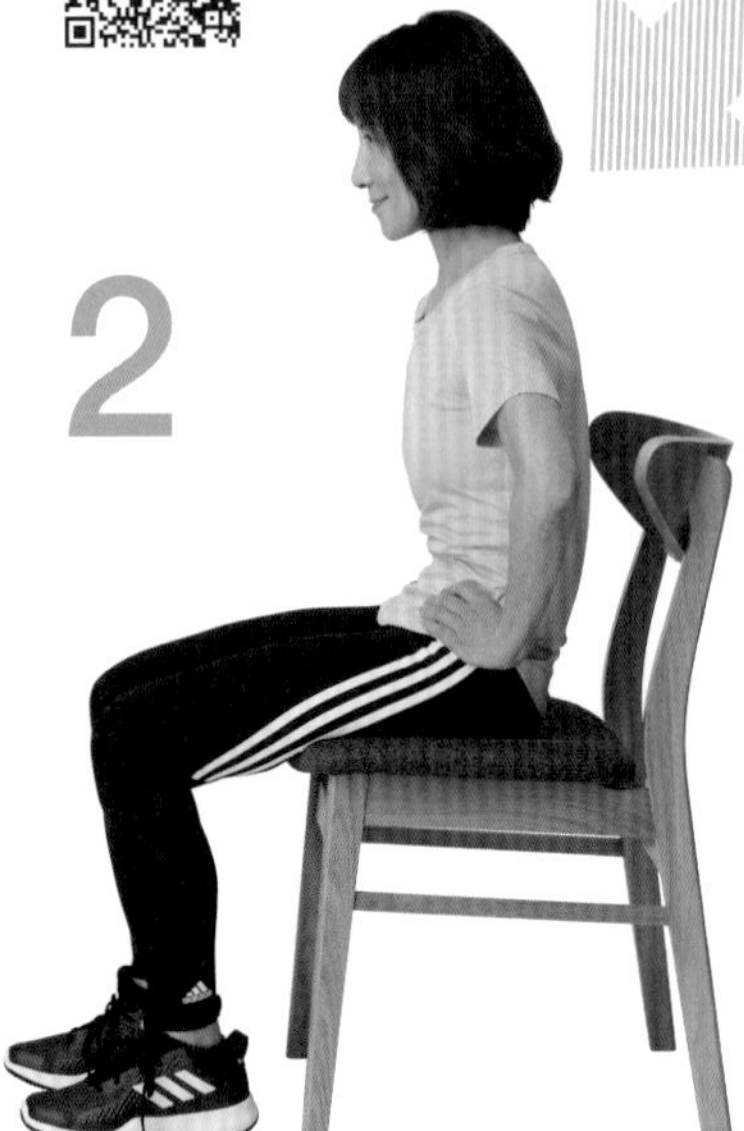

気を付けたい
NG

体が前傾
する

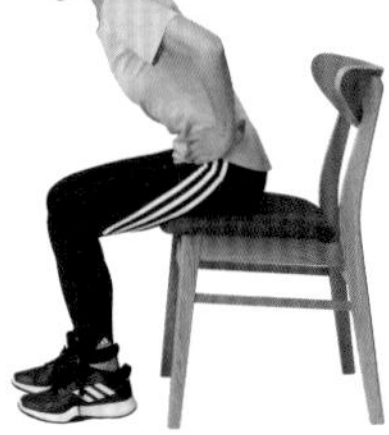

尿もれ・ガスもれ予防

④ お尻をキュッパッ

10回×3セット

詳しくは、
24、25ページを参照

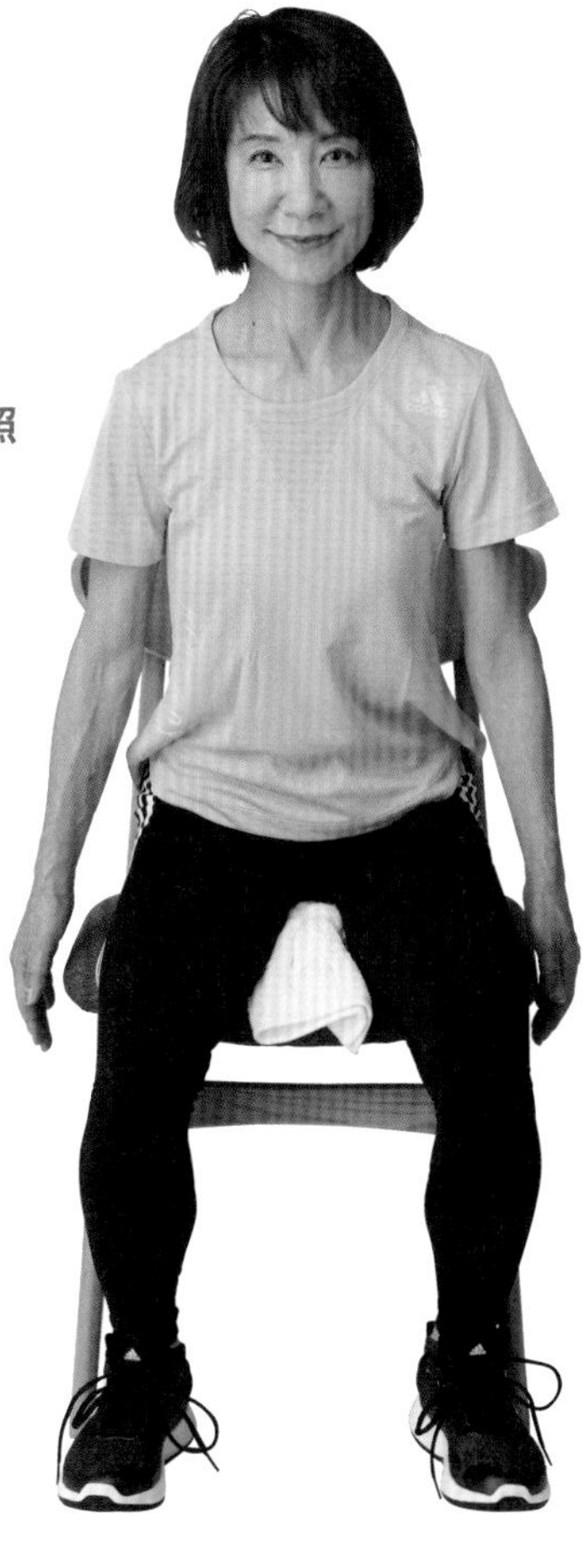

動画で
CHECK!

ポイント

お尻の筋肉が動いたり、力を入れすぎたりせず、骨盤底筋だけ動かすようにする。

尿もれ・ガスもれ予防

⑤ ポンプスクワット

スタート
ポジション

1

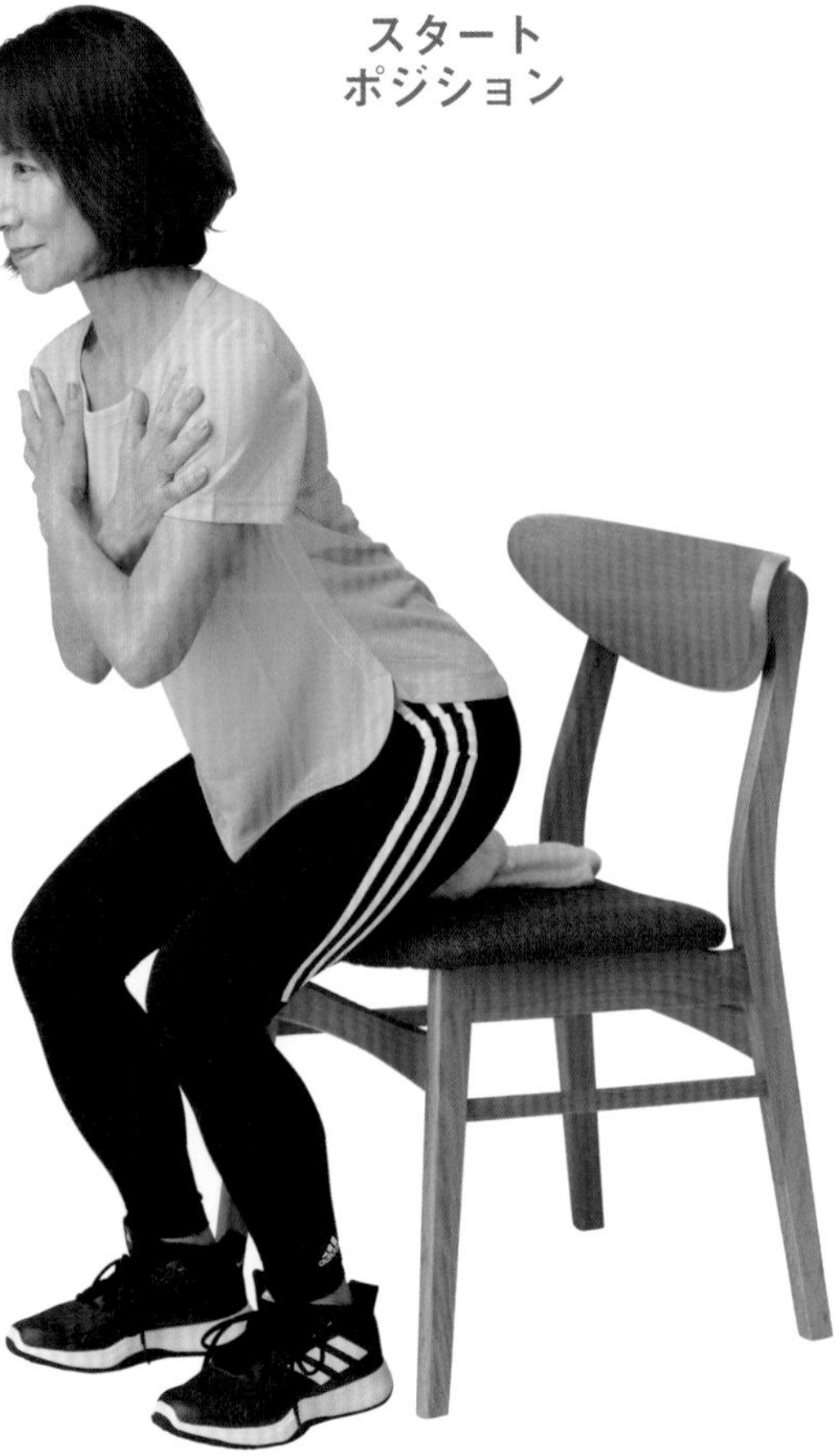

両腕を胸の前で交差する。椅子に座った状態から、お尻を少し浮かせる。

10回
×
3セット

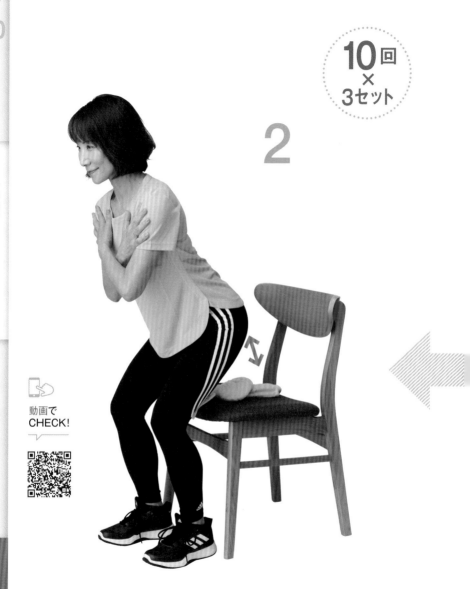

2

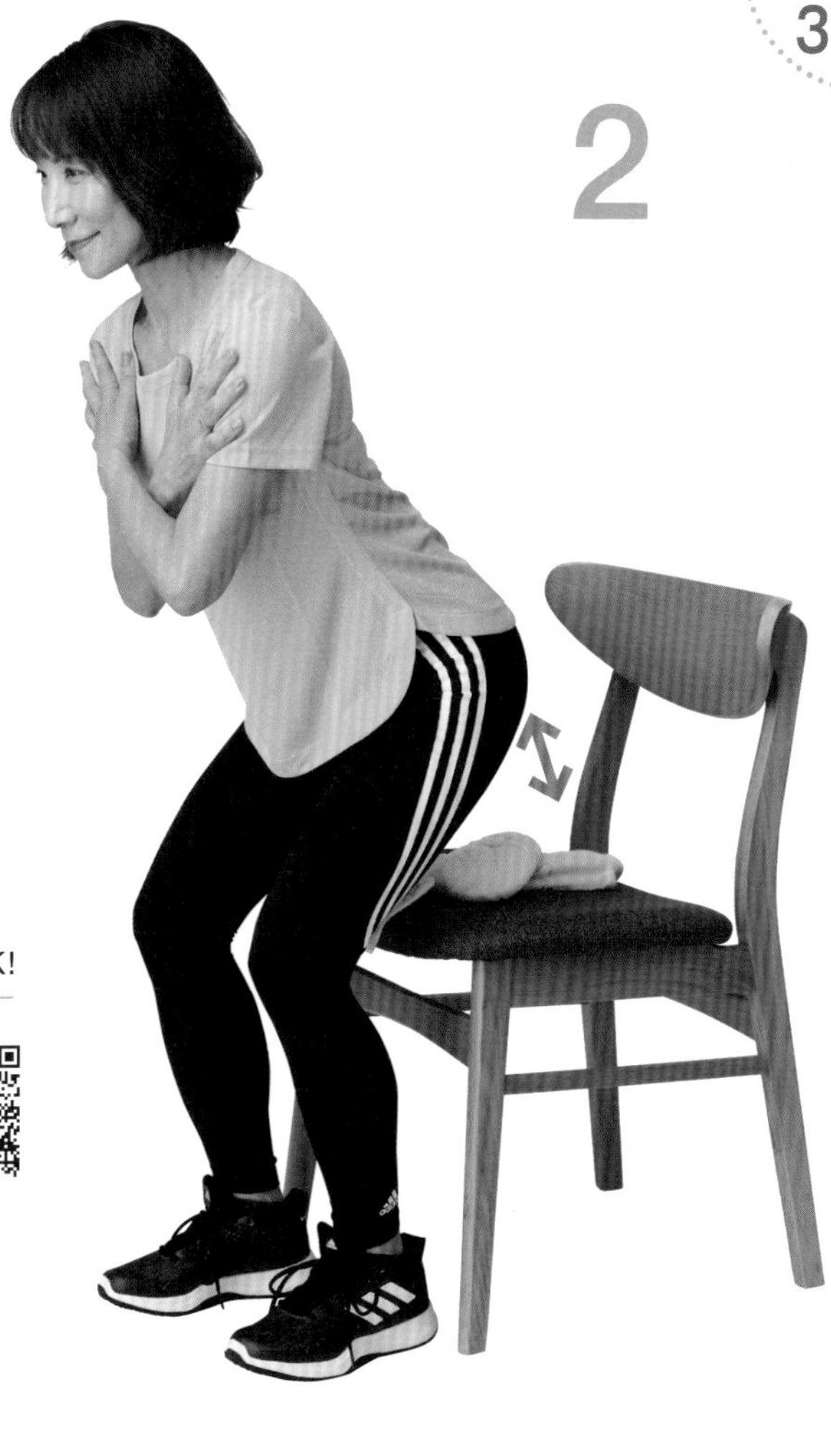

動画で
CHECK!

1の状態から、お尻でポンプを押すようなイメージで骨盤底筋を締めながら、リズミカルに体を上下に動かす。呼吸もリズミカルに行う。

⑥ お腹マッサージ

10回

動画でCHECK!

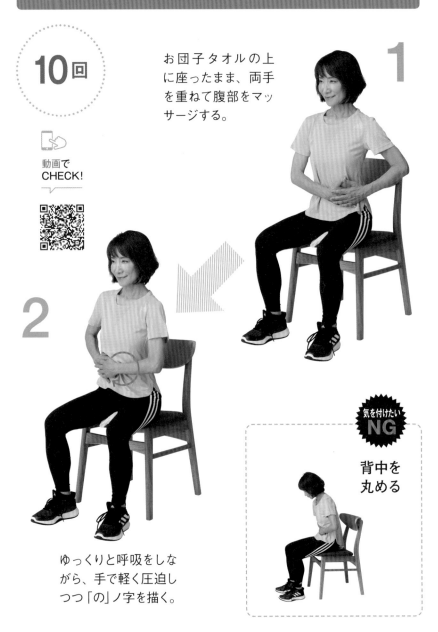

1

お団子タオルの上に座ったまま、両手を重ねて腹部をマッサージする。

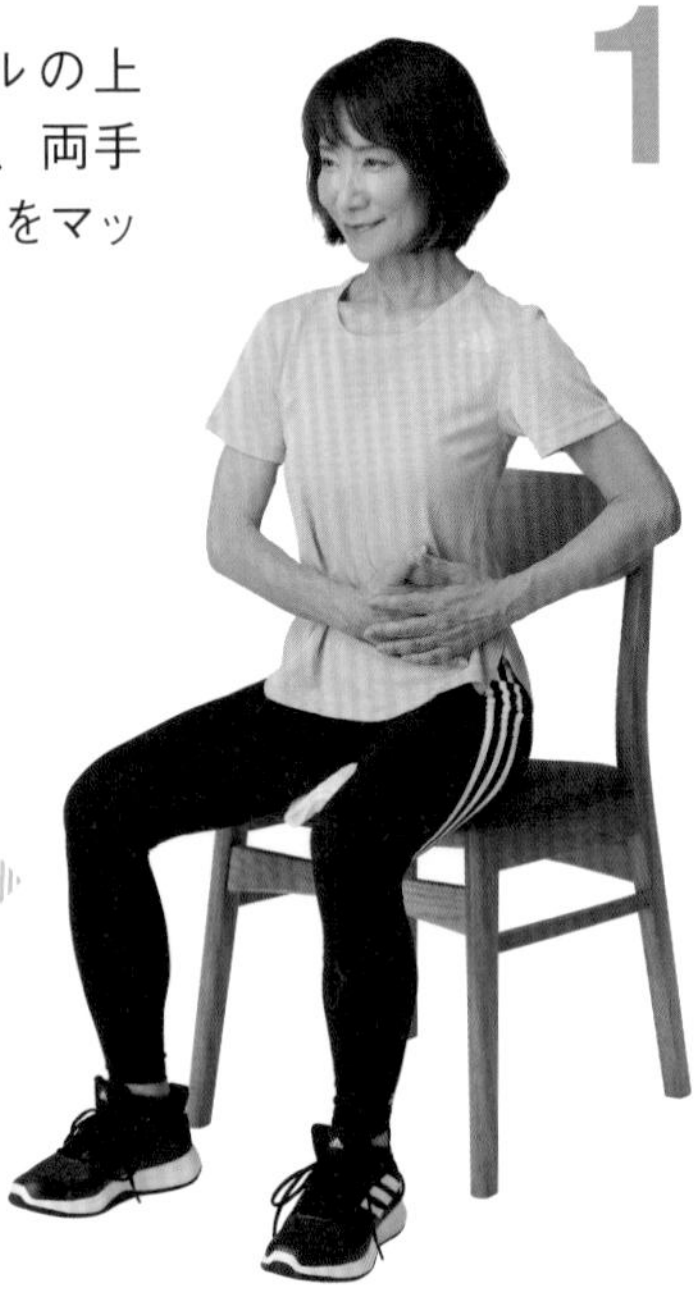

2

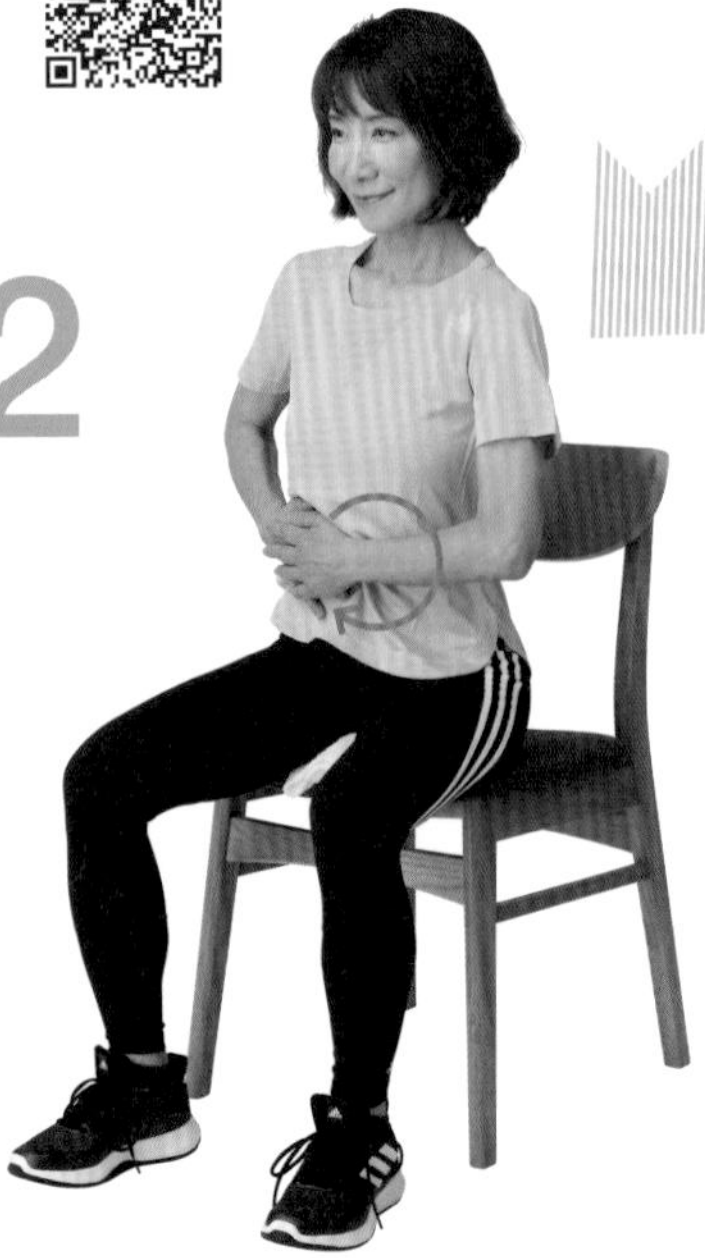

ゆっくりと呼吸をしながら、手で軽く圧迫しつつ「の」ノ字を描く。

気を付けたい NG

背中を丸める

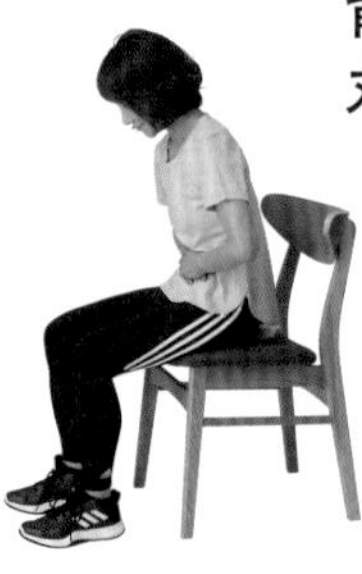

便秘改善予防

7 ひねりストレッチ

5セット

動画でCHECK!

1

お団子タオルの上に
背すじを伸ばして座る。

スタートポジション

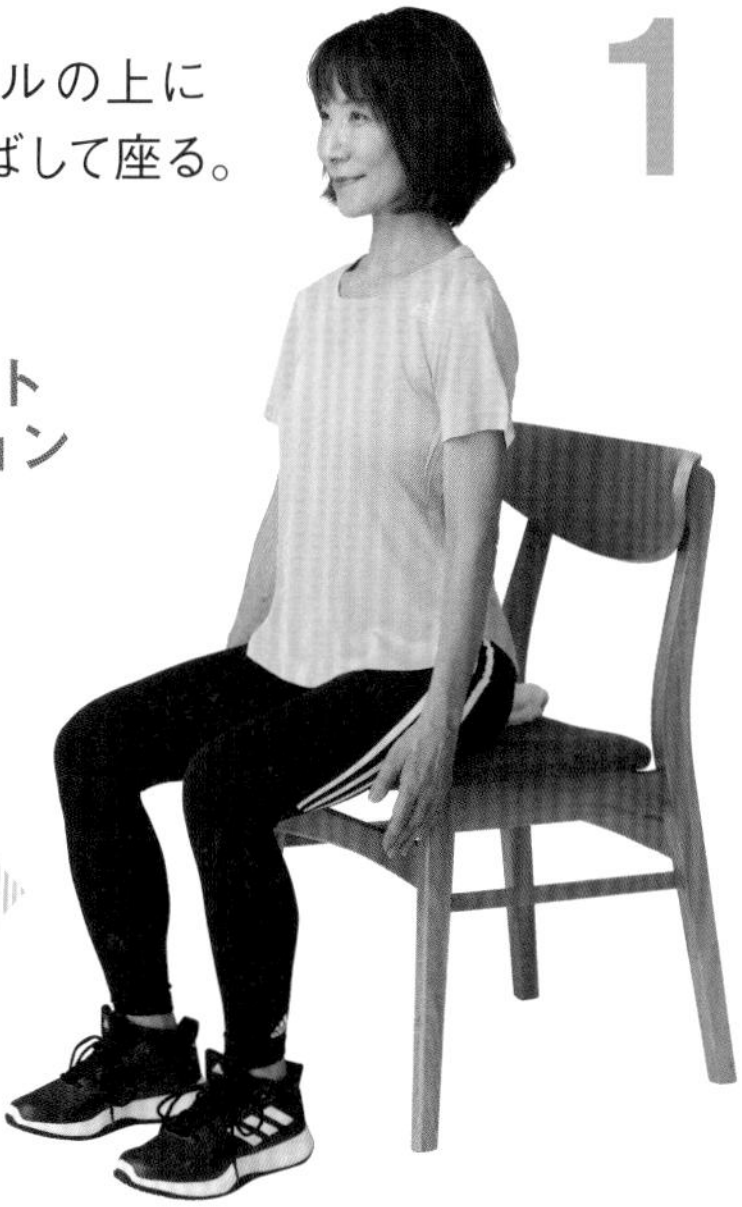

2

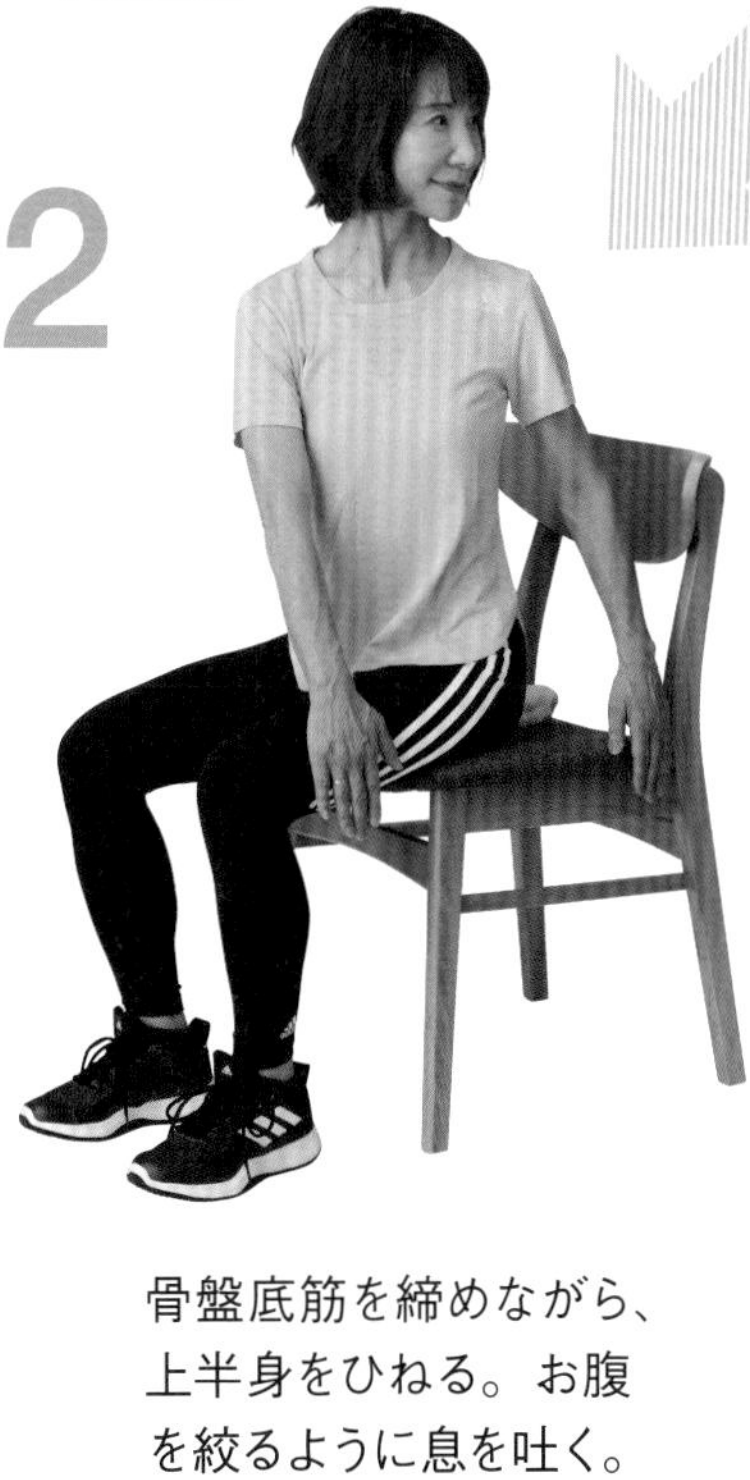

骨盤底筋を締めながら、
上半身をひねる。お腹
を絞るように息を吐く。

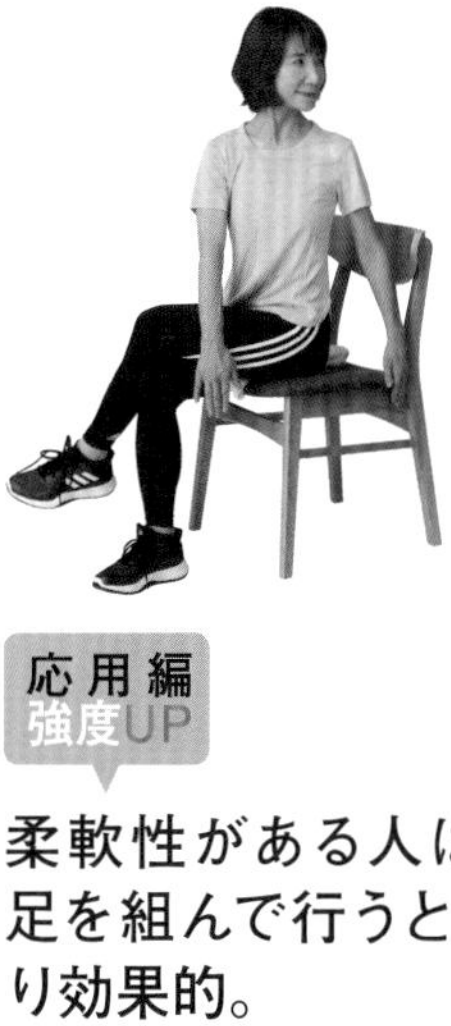

応用編 強度UP

柔軟性がある人は、
足を組んで行うとよ
り効果的。

背骨や骨盤のゆがみ

8 壁ストレッチ

腹式呼吸
10回

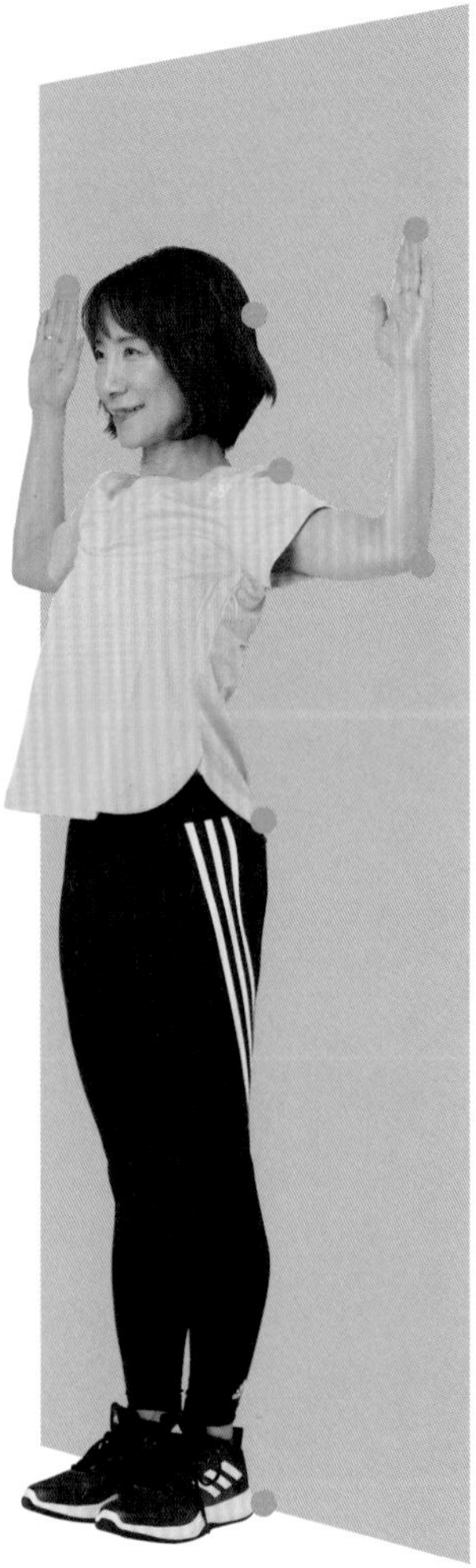

両手が顔の横になるように腕を曲げ、頭、肩甲骨、ひじ、手、お尻、かかとを壁につけて立つ。骨盤底筋と腹部を締めながら、腹式呼吸を10回行う。

背骨や骨盤のゆがみ

9 バンザイストレッチ

10回

動画でCHECK!

1

頭、肩甲骨、ひじ、手、お尻、かかとを壁につけて、両手が肩の高さになるように腕を曲げて立つ。

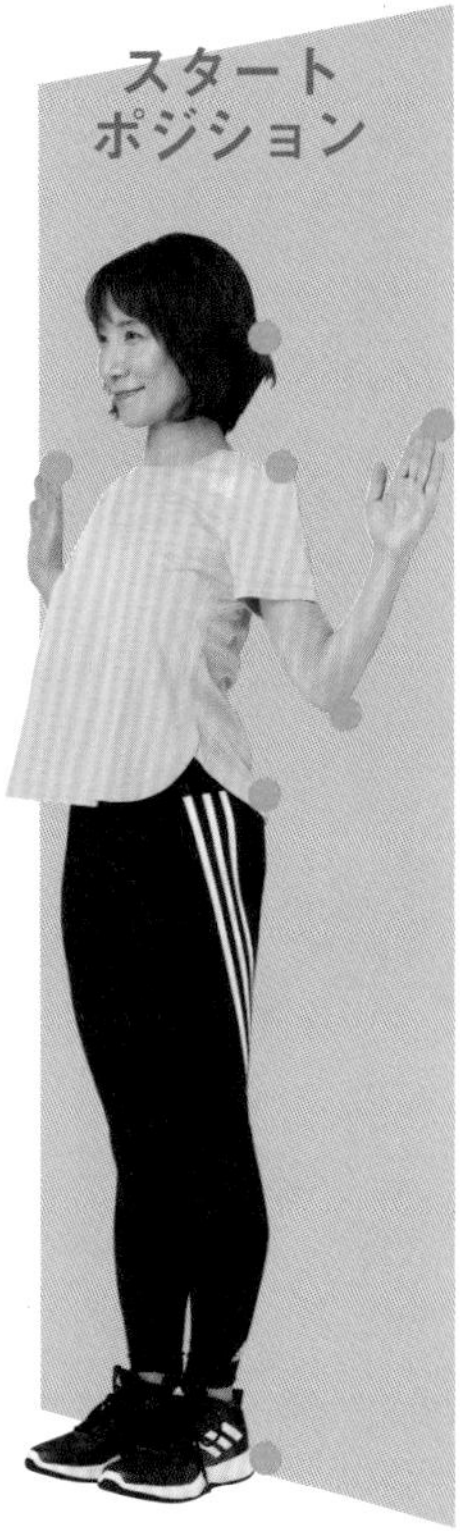

2

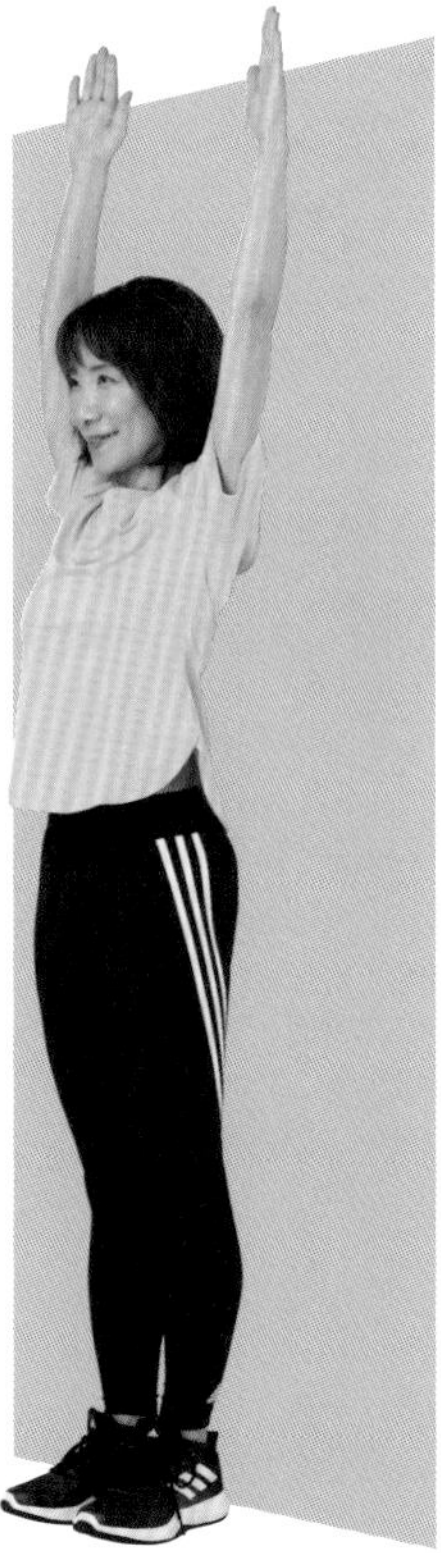

壁に背中をつけたまま、4秒かけて息を吸って両手をバンザイする。次に4秒かけて息を吐きながら、ひじをもどす。

ポイント

骨盤底筋は背筋や腹筋と連動するので、3つの筋肉を意識して同時に使うとより効果的。

内臓下垂・下腹部ぽっこり予防

10 はさみお尻アップ

スタート
ポジション

1

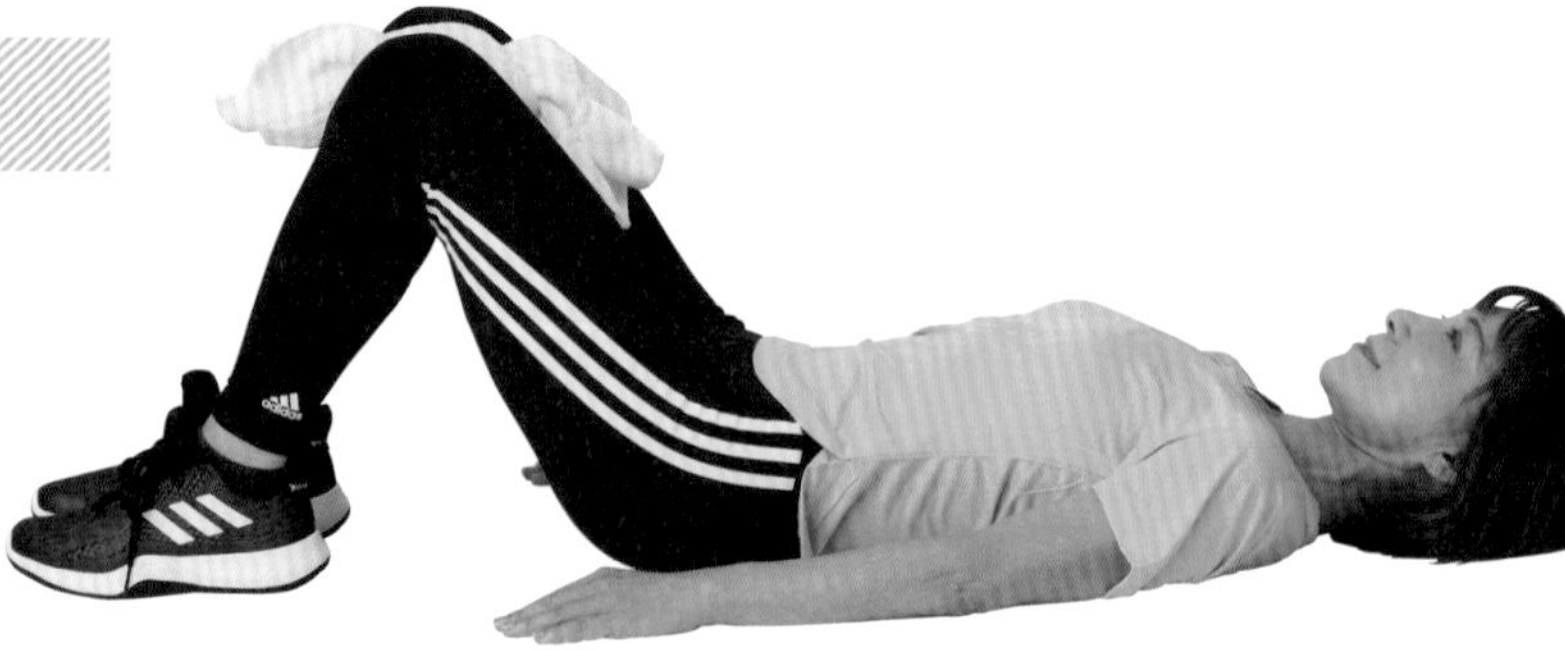

両膝の間にタオルやクッションなどを挟んで、膝を立てて仰向けに寝る。

動画で
CHECK!

10回
×
3セット

ポイント

臀筋（お尻の筋肉）や内転筋（内腿の筋肉）を締めすぎないよう、骨盤底筋を締めてから腰を持ち上げる。

2

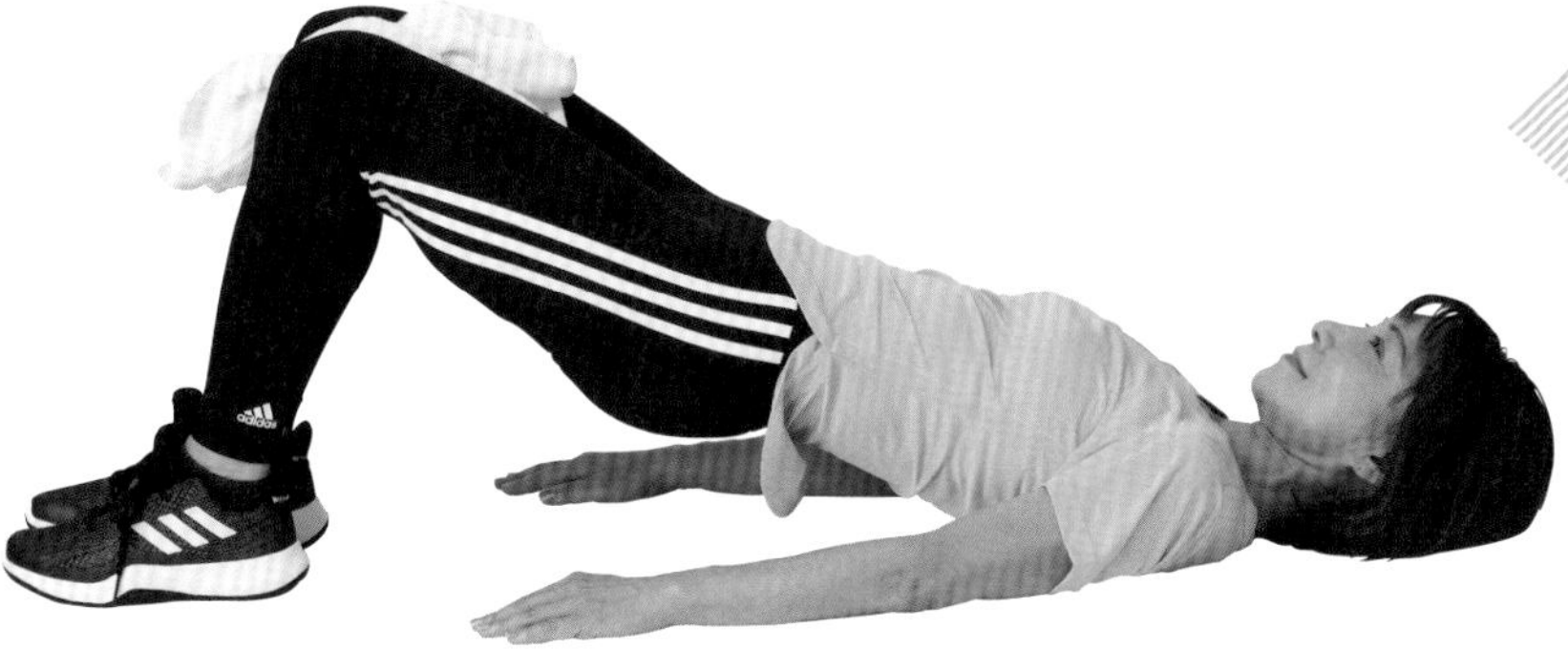

両足をしっかりと床に着けたまま、骨盤底筋を締め、胸とお腹と膝が一直線になるように腰を持ち上げる。

気を付けたい
NG

腰を高く上げすぎる

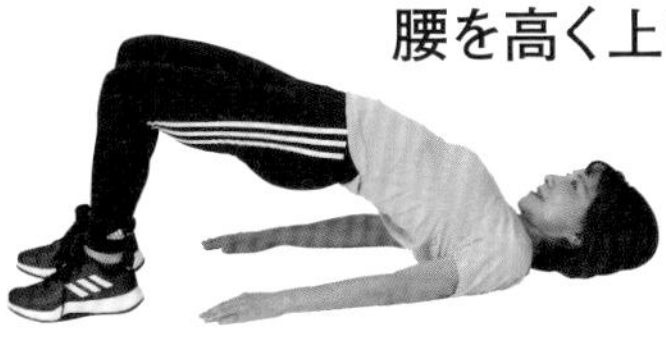

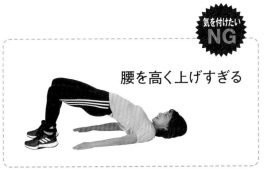

骨盤トレ100日挑戦記録表

ゴール

100	／	／	／	／	／	／	／	／	／	↰
↱	／	／	／	／	／	／	／	／	／	90
80	／	／	／	／	／	／	／	／	／	↰
↱	／	／	／	／	／	／	／	／	／	70
60	／	／	／	／	／	／	／	／	／	↰
↱	／	／	／	／	／	／	／	／	／	50
40	／	／	／	／	／	／	／	／	／	↰
↱	／	／	／	／	／	／	／	／	／	30
20	／	／	／	／	／	／	／	／	／	↰
スタート	／	／	／	／	／	／	／	／	／	10

ポイント

・通しで体操を行ったときはもちろんですが、１種目、１回でも構いません。体操をした日は、その日にちを記入したり、マスを塗りつぶしたりして、挑戦の記録を可視化しましょう。

・２日、３日、５日と続けると、習慣化して、より効果が出やすくなります。でも、休んでも気落ちしないでください。「休むのは当たり前、また続ければいい」くらいの気持ちで、取り組んだほうが、長続きします。

・ムリせず、楽しく、体を動かすことを続けていきましょう！

【参考文献】

1. 厚生労働省ホームページ：介護・高齢者福祉
https://www.mhlw.go.jp/stf/seisakunitsuite/bunya/hukushi_kaigo/kaigo_koureisha/index.html

2. 厚生労働省　健康日本 21(第二次)
https://www.mhlw.go.jp/stf/seisakunitsuite/bunya/kenkou_iryou/kenkou/kenkounippon21.html

3. 平野浩彦　フレイル・サルコペニア・ロコモを知る・診る・治す　オーラルフレイルの概要と対策　日本老年医学会雑誌 2015: 52:p336-342

4. Fred LT. et al Frailty in older adults: evidence for a phenotype Journal of Gerontology: MEDICAL SCIENCES 2001, 56A (3), M146–M156

5. 渋谷孝裕　地域高齢者の健康づくりにおける一日平均歩数の有用性について　日本老年医学会雑誌 2007: 44:p-726-733

6. 谷本芳美ら　日本人筋肉量の加齢による特徴　日本老年医学会雑誌 2010: 47:p52-57

7. 金子功　嚥下における舌骨運動の X 線学的解析—男女差及び年齢変化についてー　日本耳鼻咽喉科学会会報 1992: 95(7) p974-987

8. Tanaka, T. et al. Oral frailty as a risk factor for physical frailty and mortality in commun- ity-dwelling elderly, J. Gerontol. A Biol. Sci. Med. Sci., 2018. 73:1661˜1667,

9. 渡邊裕　歯科診療所における口腔機能低下への対応と今後の展開について —神奈川県「口腔ケアによる健康寿命延伸事業」— 老年歯学　2020, 34 p457-460

10. Diane Lee　Linda-Joy Lee　The Pelvic Girdle　医歯薬出版株式会社

11. 竹内京子監修　岡橋優子監修　見るみるわかる骨盤ナビ　ラウンドフラット社

12. Diane Lee 著　丸山仁司訳　ペルビック・アプローチ—骨盤帯の構造・機能から診断・治療まで医道の日本社

13. JCCA 監修　公式ストレッチポール & ひめトレ BOOK　株式会社ワニブックス

14. 臨床泌尿器科 2016　VOL.70　NO.3　医学書院

15. これからの尿失禁治療　株式会社ミクス

16. 阿曽佳郎監修　悩んでいませんか？頻尿・尿失禁—おもらしで悩む 500 万人の方々へ　東邦出版

【著者】

中野ジェームズ修一（なかの じぇーむず しゅういち）

PTI 認定プロフェッショナルフィジカルトレーナー
スポーツモチベーション CLUB100 最高技術責任者
米国スポーツ医学会認定 運動生理学士 (ACSM/EP-C)
1971 年、長野県生まれ。フィジカルを強化することで競技力向上や怪我予防、ロコモティブシンドローム・生活習慣病対策などを実現する「フィジカルトレーナー」の第一人者。「理論的かつ結果を出すトレーナー」として、卓球の福原愛選手やバドミントンのフジカキペアなど、多くのアスリートから絶大な支持を得ている。2008 年の伊達公子選手現役復帰にも貢献した。2014 年からは、青山学院大学駅伝チームのフィジカル強化指導も担当。著書は『医師に「運動しなさい」と言われたら最初に読む本』(日経 BP 社)、『世界一伸びるストレッチ』(サンマーク出版)、『青トレ』シリーズ、『定年後が180 度変わる 大人の運動』『医師も薦める 子どもの運動』（すべて徳間書店）など、ベストセラー多数。

井手友美（いでともみ）

九州大学病院循環器内科医　医学博士
九州大学大学院医学研究院循環器病病態治療講座准教授
1969 年、福岡県生まれ。心不全のなかでも心筋症の成因と治療について基礎と臨床の両面からアプローチし、とくに活性酸素、酸化ストレスによる心血管病の成因が研究テーマである。また、加齢や生活習慣病にともなう機能低下に対するリハビリテーションを指導し、心不全をはじめとするさまざまな機能低下に対する栄養と運動療法を重要視している。そのなかでも、口腔機能が、自律神経機能に関与することによる脳機能、循環調節をはじめ、身体のさまざまな機能に及ぼす影響について研究しており、全世代にわたった「口づくりから始める食育」「笑顔づくりは健康づくり」といった観点からの健康維持を推進している。クチトレイニシアチブ世話人。

岡橋優子（おかはしゆうこ）

NPO 法人スマイルボディネットワーク代表
早稲田大学スポーツ科学部非常勤講師
一般財団法人日本コアコンディショニング協会スーパーバイザー
1959 年、大阪府生まれ。女性医療従事者と提携し「すべての人に骨盤底筋エクササイズを」を提唱する運動科学者、美骨盤トレーナー。パナソニック社 JOBA、骨盤おしりリフレの監修や、東京大学医学部との共同研究、スポーツクラブ、病院、大学、オンラインパーソナルなどで運動指導に力を注ぐ。代表を務める NPO では「乳がん啓発運動指導士」の育成と、術後のリハビリ「乳がん術後の楽動教室」を土井卓子医師と展開。女性の健康を支えるための活動をライフワークとしている。著書に『体が硬くてもできる！安産のための骨盤ストレッチ』(ナツメ社)、共著に『見るみるわかる骨盤ナビ』(ラウンドフラット) などがある。

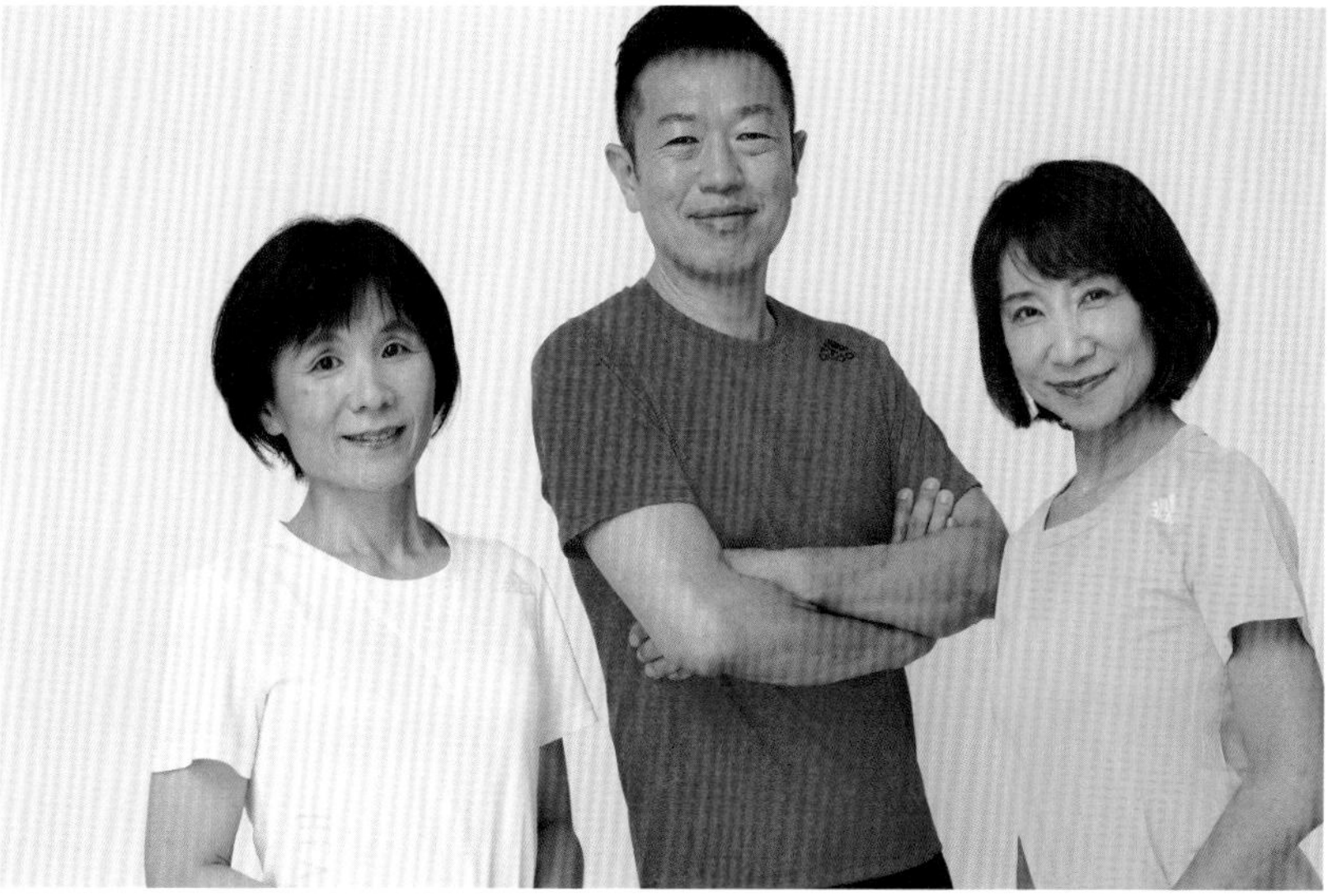

左から井手友美、中野ジェームズ修一、岡橋優子

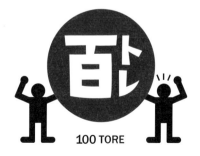

100トレ公式ホームページ

STAFF

デザイン　坂井栄一（坂井図案室）
帯写真　ゲッティイメージズ
本文撮影　松山勇樹
イラスト　前田龍哉　うえむらのぶこ
校正　月岡廣吉郎　安部千鶴子（美笑企画）
音楽　黒田英明
動画制作　駿河由健　森下修司

協力　一般社団法人 フィジカルトレーナー協会

撮影協力　畑中麻里（口トレモデル）

衣装協力　アディダス ジャパン
アディダスグループお客様窓口
（057-033-033）

編集　苅部達矢（徳間書店）

一生自分の力で、歩いて、食べて、トイレに行ける！

100トレ

医師とトレーナーが考えた100年時代の新健康体操

第1刷　2020年9月30日

著　者　中野ジェームズ修一　井手友美　岡橋優子

発行者　小宮英行
発行所　株式会社 徳間書店
〒141-8202 東京都品川区上大崎3-1-1 目黒セントラルスクエア
電話　編集03-5403-4344／販売049-293-5521
振替　00140-0-44392
印刷・製本　図書印刷株式会社

ISBN978-4-19-865144-2